JN163501

「認知症時代」を生きる

著者●渡辺 正樹

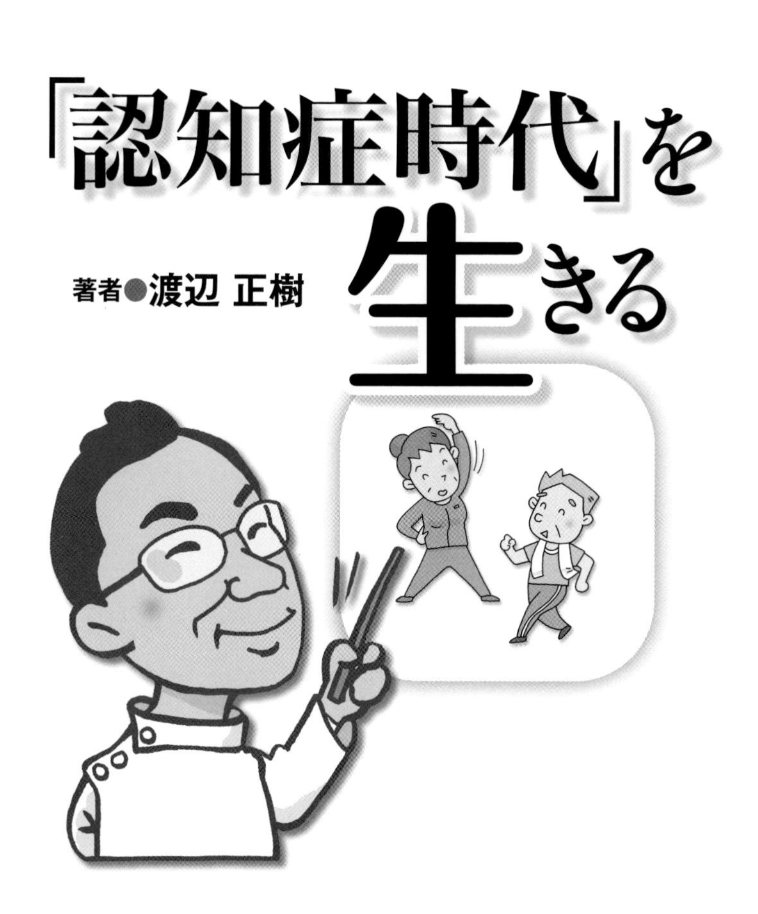

株式会社 ワールドプランニング

はじめに

認知症が急増してきています.「認知症になるくらいなら死んだ方がまし」と思っている人が多いでしょうが，もしそうなら，かなりの人が死ななければならない時代に差しかかっています.

認知症に罹るということは，それほど悲惨なことなのでしょうか？認知症の人を診療していて思うのは，“案外幸せそうな”人が多いということです. 嫌なことも忘れてしまうことを考えれば，苦虫を噛み砕いたように暮らす老人よりマシともいえます.

認知症になることが良いか悪いかは別として，われわれはかなりの確率で認知症になって死んでいくのですから，すべての日本人が認知症になることを前提に生活していくべきではないかといえます. 認知症になるまで長生きできたと，おめでたく思うくらいがよいのかもしれません.

とはいうものの，認知症になればすぐに死ねるわけではなく，世話をしてもらって生きていかなければなりません. ここが認知症の辛いところで，若者が減って高齢者ばかりになるわが国において，あまり周りに迷惑はかけられません. “上手に認知症になる”ことが大切なのです.

超高齢社会であるわが国は，今後さらに深刻な老人社会を迎えるでしょう. 全人口の30%を老人が占める時代になるのです. そうなれば認知症がさらに増えるのは自然の成り行きです.「認知症時代」の到来です. 認知症が特殊な病気ではないと認識され，認知症患者が大きな顔をして社会に溶け込み，社会の戦力になる時代はもうそこまできているのです.

だからこそ，認知症と上手に付き合っていく方法を学んでおかなければなりません. 認知症は多方面で課題が生じる疾患です. そこで医学，介護サービス，家庭生活，予防などに分けてぜひ覚えておいてもらいたいことをまとめてみました. 少しずつ認知症をかじっていきましょう.

2016年7月

渡辺　正樹

目　次

Ⅰ．認知症とは？

自分または家族が，認知症であることを医者から告げられた場合，どのように心の整理をすればよいのでしょう．私は，早期発見された患者さんに，「認知症です．早くわかってよかったですね」と話します．これは偽りではなく，本当の気持ちなのです．癌と同じで，認知症もないに越したことはありませんが，早く見つかれば，治療の余地も多いのです．そこで，心を整理するにあたって，まず認知症とはどのような病気なのかを知っておく必要があります．以下に簡単にまとめたいと思います．

4大認知症

よくみられる症状

アルツハイマー病

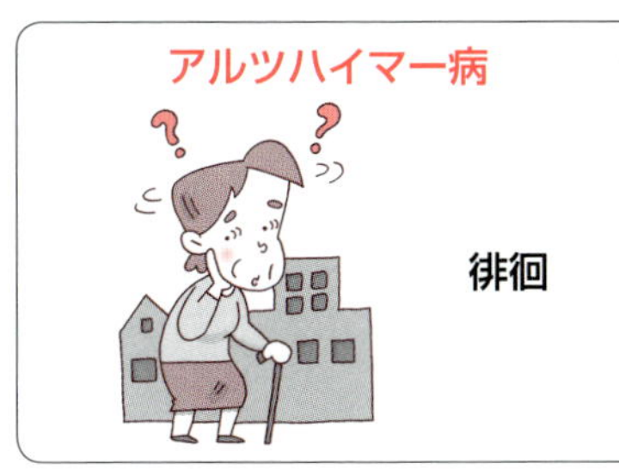

徘徊

血管性認知症

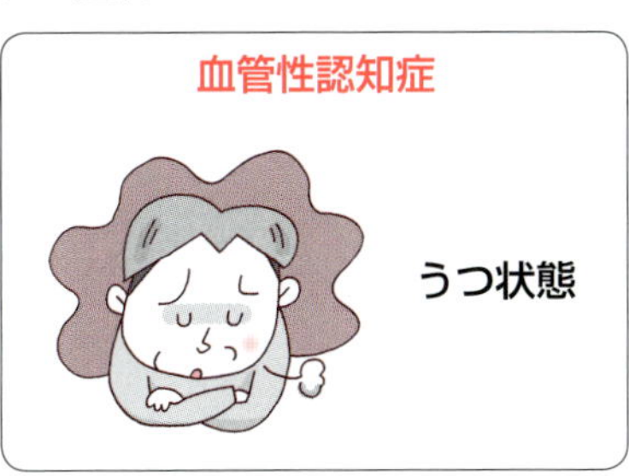

うつ状態

前頭側頭型認知症

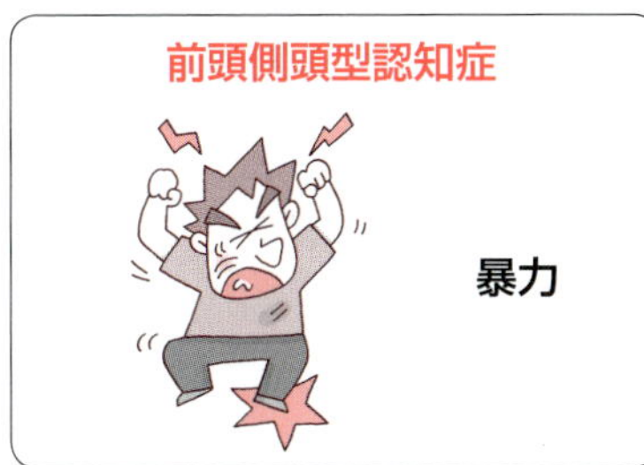

暴力

レビー小体型認知症

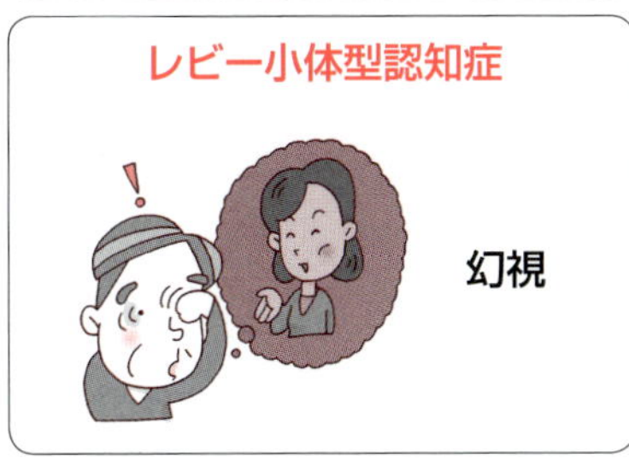

幻視

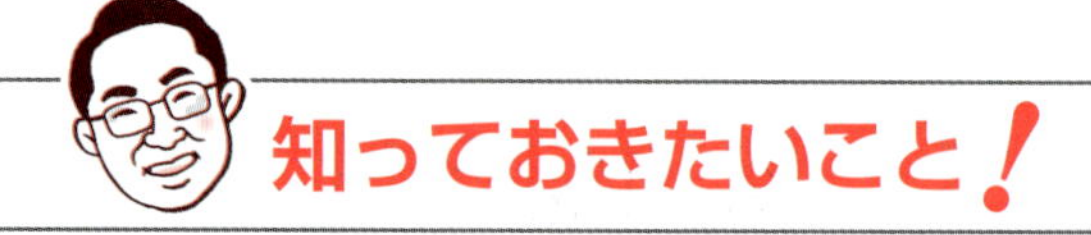

1．認知症では大脳皮質が侵される！

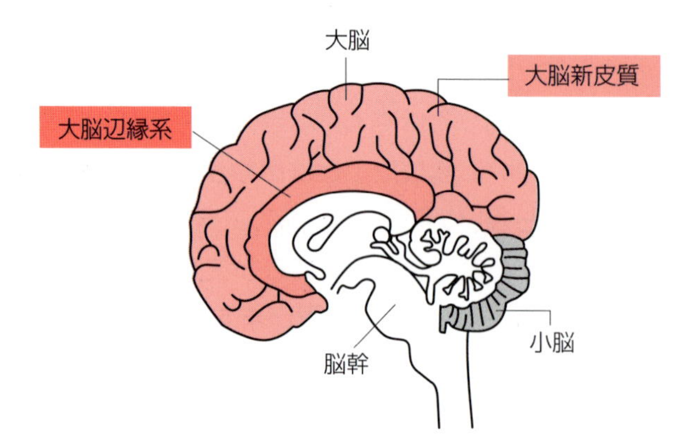

脳は上に行くほど高等になります．

認知症は脳のてっぺんに位置する大脳皮質（大脳辺縁系と大脳新皮質）に起こります．

大脳皮質のうちでも下方に位置する大脳辺縁系は本能を司り，その上に大脳新皮質が大脳辺縁系をおおう形で位置し，知識や理性を司るのです．

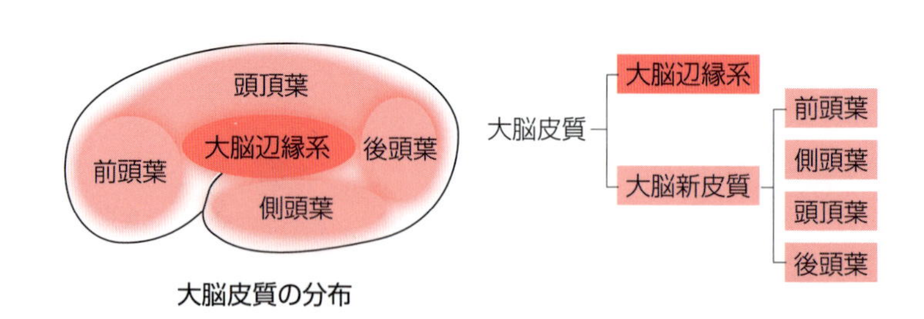

大脳皮質の分布

2. 認知症が予想以上に急増している!

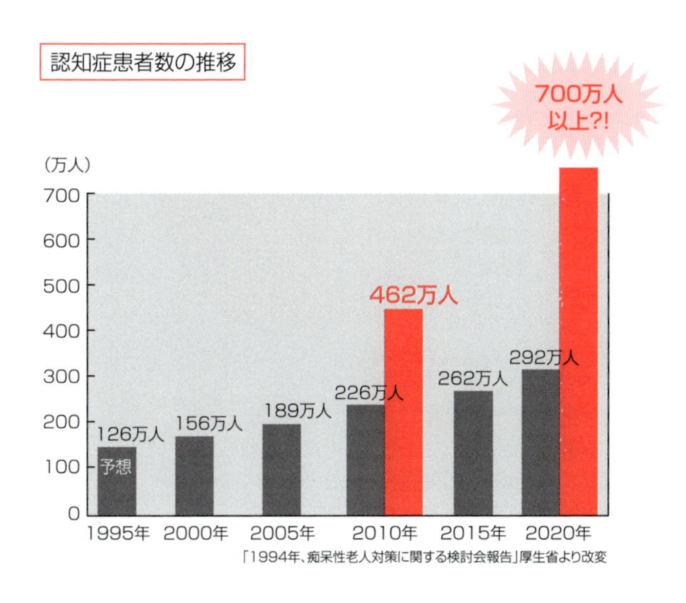

従来の予想(黒棒)をはるかに上回る勢い(赤棒)で認知症が増えています. 2025年には700万人を越えるのは確実です.

認知症は,

70歳代以降から急増する.
女性に多くみられる.
80歳以上では, 4人に1人が罹っており,
85歳以上になると2人に1人の割合となる.

3．アルツハイマー病が増えている！

認知症原因の内訳

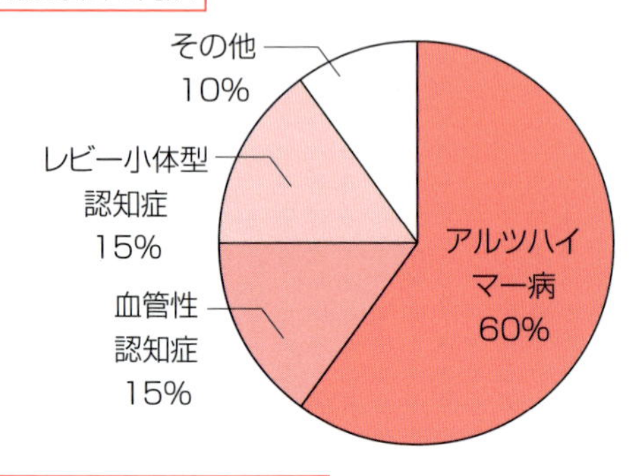

アルツハイマー病のまとめ

・認知症の原因で最多で，急増してきている．
・記憶障害から発症し，その他の認知機能も低下していく．
・途中で徘徊などの問題行動も出現してくる．
・根本治療はまだ確立されていない．

血管性認知症のまとめ

・以前は認知症の１位．
・脳動脈硬化による脳軟化症や脳出血が原因．
・無為，歩行障害，パーキンソニズムなどが出現するが，認知機能低下は目立たない．
・歩行訓練が重要．

前頭側頭型認知症のまとめ

・ピック病が代表的．
・記憶は比較的保たれる代わりに，性格変化や問題行動が著明．
・病識も初期から欠如する．
・アルツハイマー病と比べて進行が速い．

レビー小体型認知症のまとめ

・認知症の２位または３位．
・アルツハイマー病より記憶障害が軽く，病識が保たれやすい．
・抑うつ，幻視，誤認，パーキンソニズム，自律神経失調が特徴的．
・転倒が多い．

4. アルツハイマー病では，脳内にアミロイドという異常物質が溜まる！

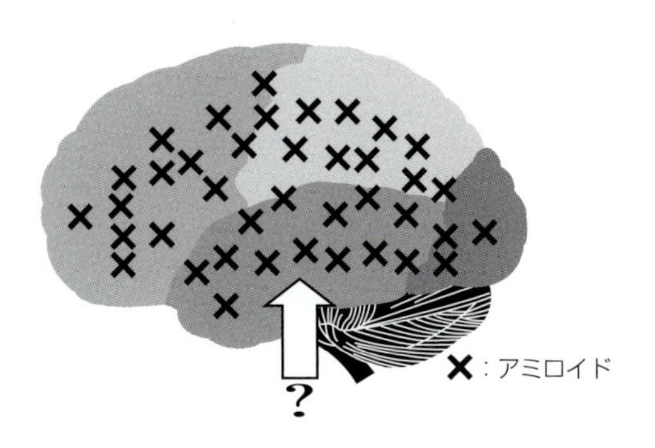

通常の加齢でもアミロイドは溜まっていきますが，アルツハイマー病ではその程度が強いのです．これを予防する方法は，いまのところ開発されていません．アミロイドが脳内に増え続けると，神経細胞のシナプスを障害します．それをきっかけに，神経細胞が障害されます．

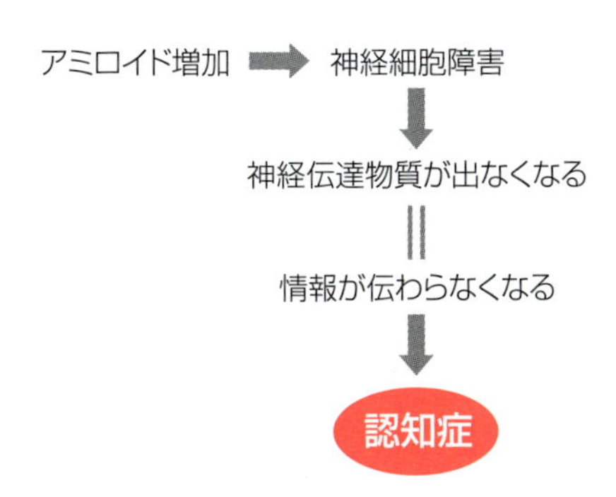

現在の治療薬ではアミロイドを減らすことはできません．神経伝達物質（主にアセチルコリン）を増やしているだけです．

5．アルツハイマー病などの認知症では，脳内で神経伝達物質が足りなくなる！

神経伝達物質	機能	欠乏すると
アセチルコリン	記憶・集中力	健忘
セロトニン	精神安定	不安
ドパミン	意欲	向上心低下
ノルアドレナリン	緊張感	無気力

脳内の神経細胞は情報を他の神経細胞に伝達するため，神経伝達物質を放出します．アルツハイマー病で注目されているのは，記憶を伝えるアセチルコリンですが，その他多くの神経伝達物質も不足しています．

分泌されたアセチルコリン，セロトニン，ドパミンなどの神経伝達物質は脳内を駆け巡り，それぞれの役割を果たします．

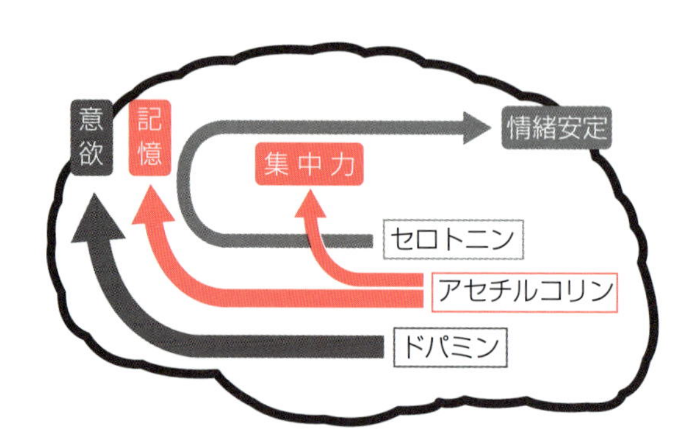

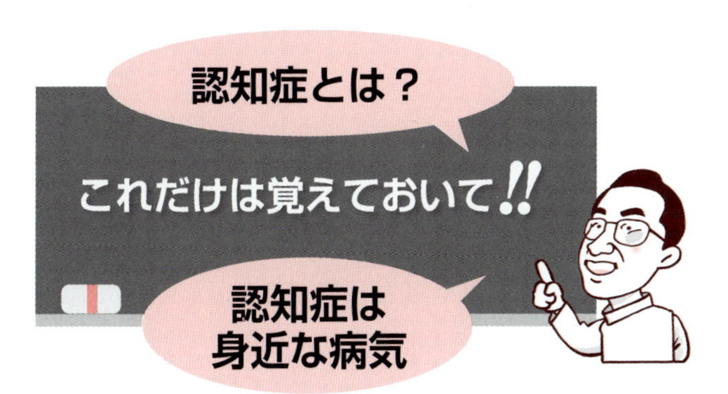

その1　大脳皮質の激しい退化（老化）で起こる!!

その2　ひどいもの忘れがみられる!!

“ひどい”　＝　人に迷惑をかける
“もの忘れ”　＝　覚えられない

更に以下の条件を満たす
・元々は正常
・うつ病などの精神疾患ではない
・薬の副作用ではない

その3　以前は「呆け」「痴呆症」といわれていた!!

・代表がアルツハイマー病
・そのほかに血管性認知症（脳軟化症），レビー小体型認知症などいろいろ

参考例 ❶ アルツハイマー病初期の一例

79歳，女性，高血圧で通院中．ひとり暮らし．

以前よりもの忘れは自覚していたが，主治医には相談していない．最近友人との待ち合わせをたびたび忘れる．日常生活には支障はないものの料理は数年前からあまりしていない．久し振りにきた娘が，同じことを繰り返す会話に心配して受診を勧め，娘とともに受診．

もともと几帳面な性格であるが，最近イライラすることが多く，もの忘れを指摘されると怒り出してしまう．その反面，もの忘れをひどく心配する．脳CTには明らかな異常なし．詳しい認知機能検査を行うと，記憶力および実行力の有意な低下が認められた．

治療薬を服用するようになり，前向きな姿勢がみられるようになった．

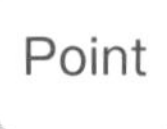

- “友人との待ち合わせをたびたび忘れる”＝人に迷惑のかかるもの忘れ．
- アルツハイマー病初期では，脳CTに異常は発見できない．
- アルツハイマー病で，日常生活に支障がなければ初期と考えてよい．
- 病識（もの忘れの自覚，治そうとする気持ち）があるうちは治療効果あり．
- 認知症の6割以上がアルツハイマー病．

参考例 ❷ レビー小体型認知症の一例

76歳，男性.

70歳頃から，下肢の動きにくさを自覚. 73歳頃から徐々にもの忘れが出現し，受診. 会話が筋道を立ててできない，洋服がうまく着られない，目覚まし時計が合わせられない. このような機能低下は日や時間によって変動する. 1日中ウトウトと眠っているかと思うと易怒性があり. 少量の安定剤で幻覚が出現.

動作緩徐が強い. 意欲低下およびうつ状態もみられる. 認知機能検査では記憶力より注意力・集中力の低下のほうが強い. 脳CTは異常なし. 自律神経失調症状（起立性低血圧，便秘，神経因性膀胱）を認める. 夕方から夜にかけて，「部屋の中に小さな子どもが入ってきて困る」といった内容の訴えを繰り返す. 今年に入り，転倒を繰り返すようになる.

Point

- レビー小体型認知症は案外多い. うつ病，統合失調症，アルツハイマー病，パーキンソン病などに紛れていることがある.
- 薬の影響を受けやすい（薬により改善，悪化が激しい）.
- 認知症の程度は日により異なる.
- 認知症出現の前に，睡眠障害，便秘，嗅覚障害などが出やすい.
- 非常に具体的な幻視，錯視が現れる.
- 転倒に注意.

Dr.の極端な意見！

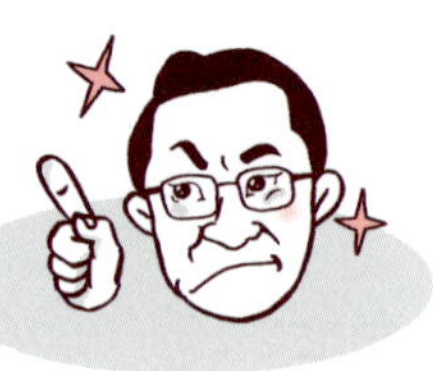

“認知症でわが国の財政は破綻する”

認知症，特にアルツハイマー病が急増してきています．わが国の認知症の患者さんはまもなく700万人以上に達するといわれています．認知症が問題なのはその数が多いことだけでなく，お金がかかる疾患であるからです．認知症が他の疾患に比べて経済的でない理由は，以下の３点です．

第１は，認知症は進行する疾患で，なかなか天国へ行けないという点です．癌ならゴール（治るか死ぬか）がはっきりします．認知症は一般に治るということがなく，進行すればするほど介護などに費用がかかってしまうのです．

第２は，認知症の患者さんは理解力，実行力の低下などの理由から，治療や介護を拒絶するため，効率が悪いという点です．すんなり治療や介護が導入できず，スタート地点に立てないのです．

第３は，認知症は家族を巻き込むという点です．家族が付きっ切りで介護し，仕事を減らさざるを得ない事態もたびたび起こります．１人の認知症の患者さんのために，２～３人の家族の生活に支障が生じることもあります．

マラソンにたとえると，選手（患者）が嫌がってなかなかスタートしようとしないし，走り出しても１人では走ろうとしないため，何人かで併走しなければならない．しかもその道が果てしなく続き，だんだん険しくなっていくようなものなのです．

昨今，社会保障費の増加が取り沙汰されています．毎年２兆６千億円ずつ増えているそうです．なかでも，認知症にかかる費用は年間介護費用だけで10兆円にも達し，今後も増え続けるでしょう．さらにこれに携わる家族の犠牲による経済損失も相当な額になるはずです．このように認知症によるわが国の財政負担は国を揺るがす重大事なのです．

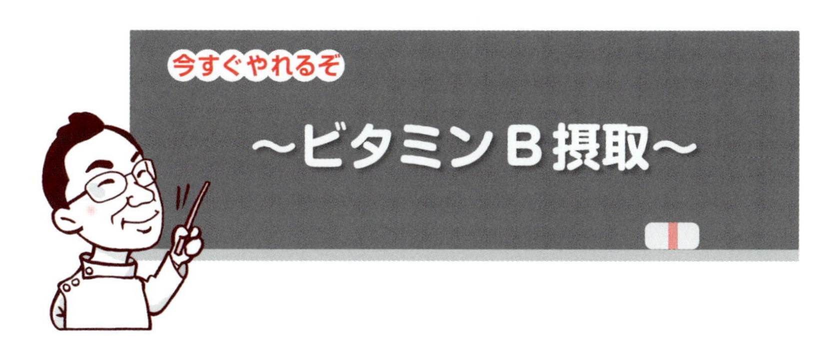

脳の唯一の栄養素である糖質が，代謝されるのに必要なのがビタミンB群です．

以下のような食材はいかがでしょうか．

B1：豚肉，ほうれん草

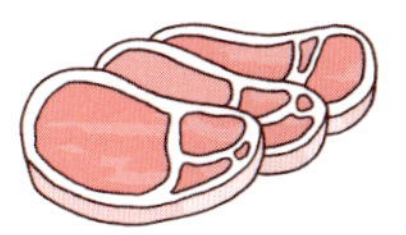

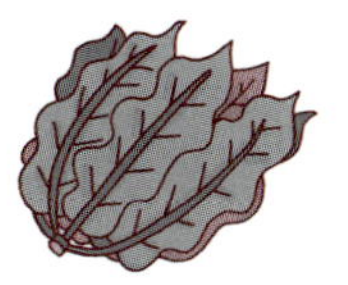

B2：卵，納豆

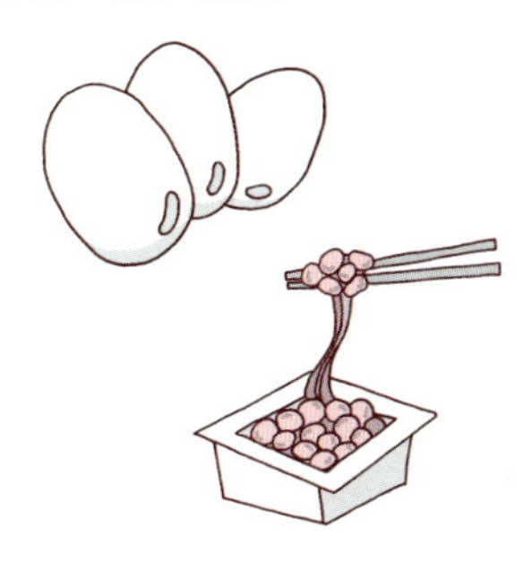

B12：貝類，サバ

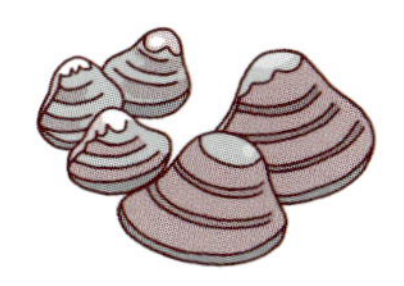

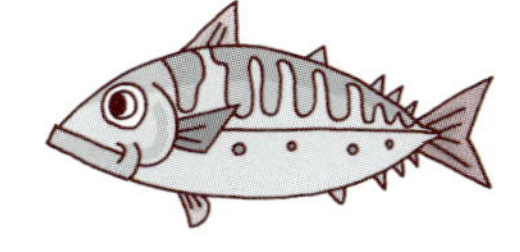

食事に自信がなければ，
複合ビタミン剤でも．

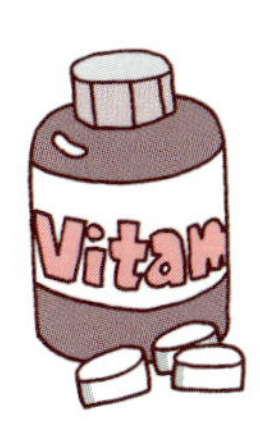

Ⅱ．受診のタイミングは？

これだけ認知症が増えてくると，「自分も認知症ではないか？」と心配になるのも当然のことです．「自分に限って大丈夫」とタカをくくるより，用心するに越したことはないと思います．認知症にかかる医療費や介護費が急増している昨今，国も認知症の啓発に乗り出しています．われわれも，認知症を恥ずかしがらず，また逃げずに立ち向かわなければならないのです．そこで，どのようなタイミングで医療機関を受診すればよいかという話をしたいと思います．

先手必勝！後手迷走？

長いお付き合いになる認知症．病気を理解し，賢く付き合ったほうが，家族も患者さんもよいに決まっている！

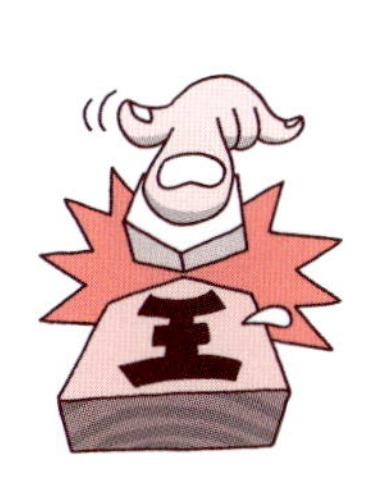

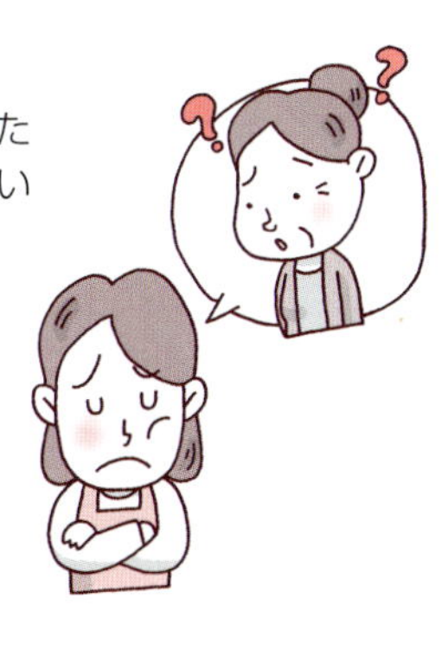

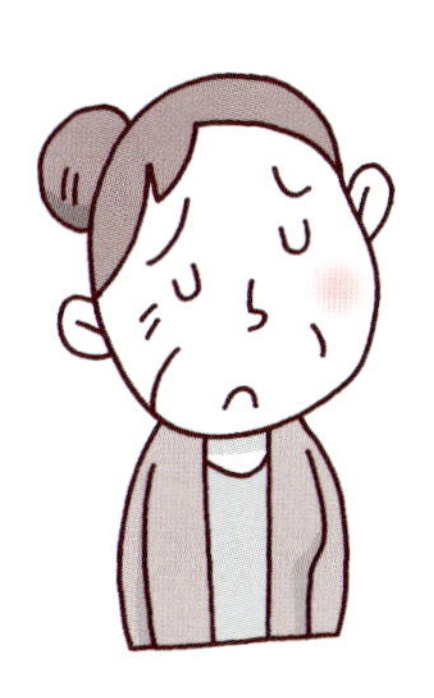

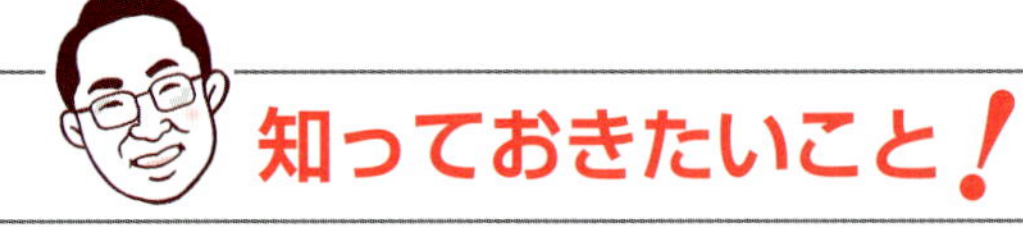

1. アルツハイマー病のもの忘れは，近時記憶から障害される！

近時記憶（数時間後まで覚えている）
電話？
さっきの電話は誰から？
即時記憶（～60秒まで）
☎090-0000-0000
☎090-0000-0000
遠隔記憶（昔のこと）
いい温泉だったんだ…
ALBUM

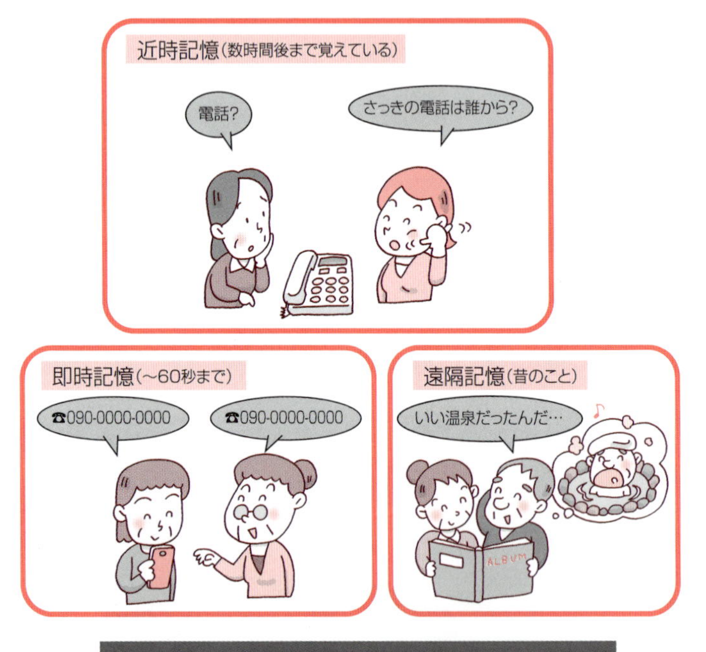

アルツハイマー病では近時記憶が失われる

一概にはいえませんが，初期は近時記憶，中期になると即時記憶も障害され，末期に差しかかると遠隔記憶も障害されます．

2. “思い出せない”のは「ど忘れ」で，認知症ではない！

老化と認知症の違い

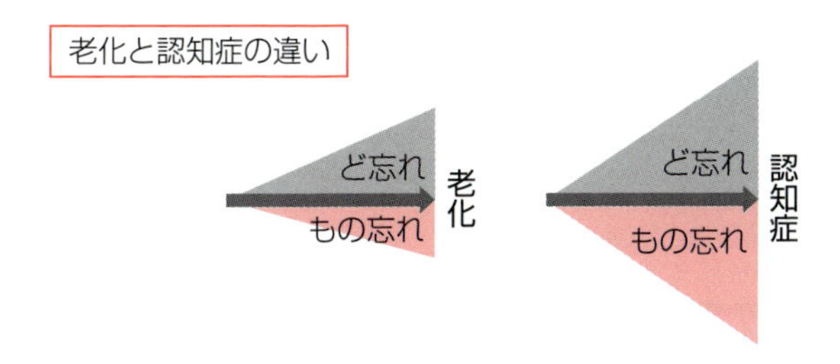

正常な老化では，“思い出せない”という「ど忘れ」はだんだん強くなりますが，“覚えられない”という「もの忘れ」は少ないものです．認知症では「ど忘れ」もありますが，「もの忘れ」が強いのです．「人の名前が思い出せない」「台所になにしにきたか忘れた」などは「ど忘れ」です．

3. “覚えられない”（もの忘れ）がひどい場合は，認知症の可能性あり！

	程度	病識	問題行動 性格変化	周囲に対して
老化による もの忘れ	弱い	あり （もの忘れを心配する）	なし	心配をかけない 迷惑かけない
認知症による もの忘れ	強い	なし （もの忘れを心配しない）	時にあり	心配をかける 迷惑かける

周囲が心配するもの忘れ，周囲に迷惑をかけるほどのもの忘れは，認知症の始まりを疑わなければなりません．

4．軽度認知障害（MCI）のうちに発見することが大切！

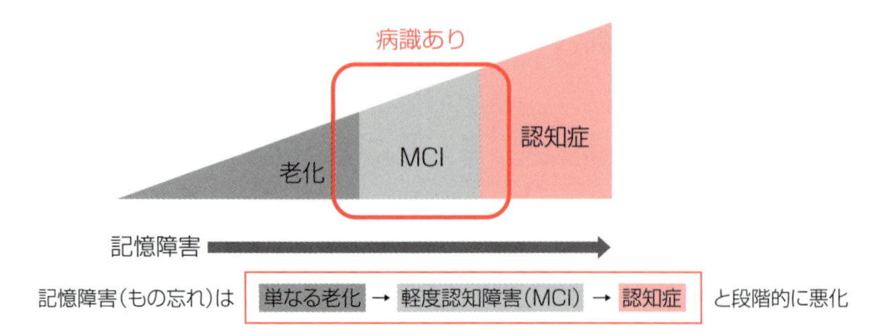

単なる老化によるもの忘れは人に迷惑をかけませんが，認知症によるもの忘れは人に迷惑をかけます．老化と認知症の中間が軽度認知障害（MCI）で，基本的には迷惑をかけませんが，仕事の能率は明らかに低下します．MCIは自分のもの忘れを気にします．これを“病識がある”といいますが，この時点で訓練・治療を受けると進行を止めることができます．

MCIのまとめ

・認知症ではない
・記憶障害が平均より強いが，他の認知機能は保たれる
・記憶障害の自覚（病識）あり
・日常生活，社会生活に支障ないが，能率が悪い
・２～３年で半分は認知症へ進行

5．アルツハイマー病では記憶障害の次に高次機能，実行機能なども低下する！

高次機能障害

読み，書き，計算，言語，技術など，これまでに学習した機能なども低下していく

実行障害

テキパキと判断，行動していく能力が低下していく

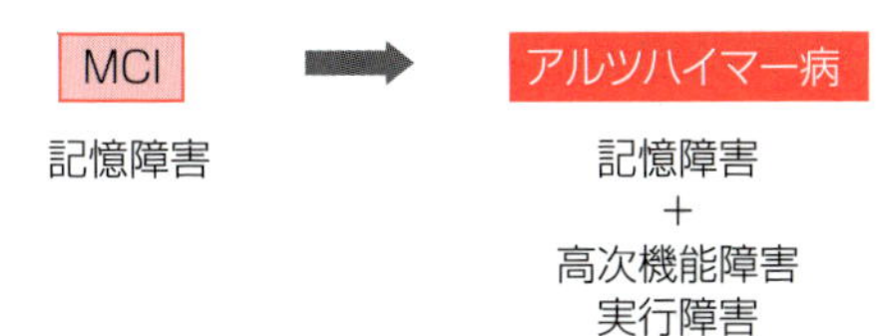

6．“治る認知症”！

治らない認知症	治る認知症
・アルツハイマー病	・慢性硬膜下血腫
・血管性認知症	・正常圧水頭症
・前頭側頭型認知症	・脳腫瘍
・レビー小体型認知症	・脳感染症
	・甲状腺機能低下症
	・ビタミンB，ヨウ酸欠乏症

治療法

慢性硬膜下血腫	➡	手術
正常圧水頭症	➡	シャント術
脳腫瘍	➡	手術，化学療法，放射線療法
脳感染症	➡	抗生物質，抗ウイルス剤
甲状腺機能低下症	➡	甲状腺ホルモン剤補充
ビタミンB，ヨウ酸欠乏	➡	欠乏の栄養補充

認知症は一般的に変性疾患といって進行していきますが，慢性硬膜下血腫，正常圧水頭症，脳腫瘍，甲状腺機能低下症，ビタミンB，ヨウ酸欠乏症などは適切な治療で治ります．見逃してはいけません．

7．周りの人が疑うことが早期発見のカギ！

認知症の発見が遅れる理由

1）本人の病識がない
2）家族が躊躇，無関心
3）医者が気づかない
4）核家族化（独居老人の増加）
5）福祉から医療機関への紹介が消極的

発症から受診までの期間

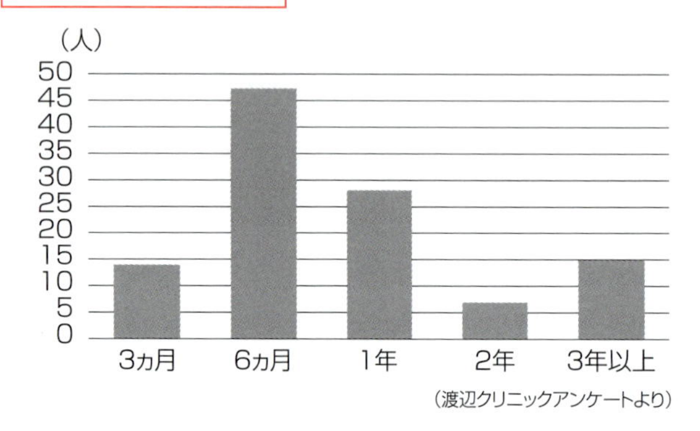

（渡辺クリニックアンケートより）

別の病気で病院に通っていて，認知症が少しずつ現れたとしても，医者は患者さんをそのつもりで診ていないし，患者さんも医者の前では取り繕いがうまいものです．

医者の前では認知症の馬脚が現れにくいのです．

患者さんが素の姿をみせるのが家庭であり，家族が目を光らせることが大切なのです．

受診のタイミングは？
これだけは覚えておいて!!
案外多いゾ

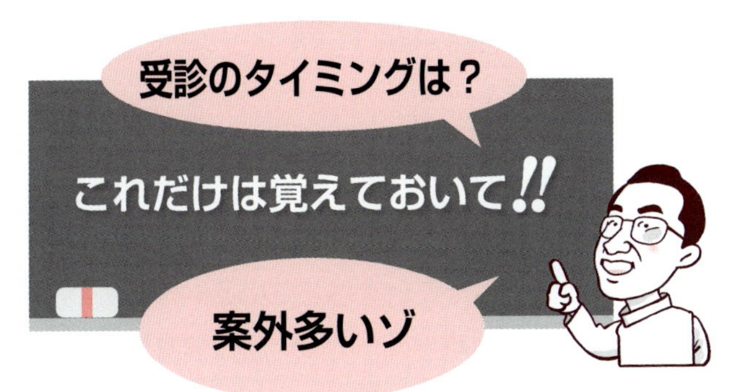

その１　「もはや認知症は他人事ではない」と心得る!!

その２　「人に迷惑がかかるもの忘れ」が最初の兆候!!

その３　「認知症とわかるのがイヤで，受診したくない」はダメ!!

参考例 ❸ 軽度認知障害（MCI）の段階で見つかった一例

80歳，男性．会社社長．

息子が会社の役員をしているが，会議などで以前のような即断ができなくなったと感じている．社員など周りの者も，以前に比べて仕事の能率が低下したことを感じている．

趣味のゴルフや旅行は続けているが，旅行は妻に段取りをしてもらい，自分から新しい場所へ行こうという意欲は少ない．物の名前を「あれ，それ」ということが増え，社員の名前も思い出せないことが多い．妻がもの忘れを心配しているため，ひとりで受診．

社交的で意欲も十分．「妻がどうしても調べてきてほしいというから受診した」という．認知機能検査では，記憶力のみ他の認知機能に比べて低下が認められる．

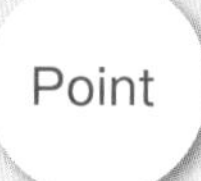

- 認知機能のなかで，記憶力のみ低下した状態がMCI．その他の認知機能（高次機能，実行機能など）も低下してきたならば，認知症の仲間入り．

- MCIの段階で見つけるのがベスト．薬を飲まなくても，訓練の効果は絶大．

- 他人からみてわかるほど，仕事の能率が低下する．

参考例❹ 頭部打撲後1か月で認知症が出現した一例

72歳，男性.

1か月前，酒に酔い転倒し頭部打撲.

3日前より急激な記憶力低下と意欲減退が出現．歩行時のふらつきが徐々に悪化し受診．脳CTにて，右前頭葉に慢性硬膜下血腫が確認される．手術適応のため，総合病院脳神経外科を紹介．血腫除去手術により“認知症的な症状”完治.

慢性硬膜下血腫のCT所見

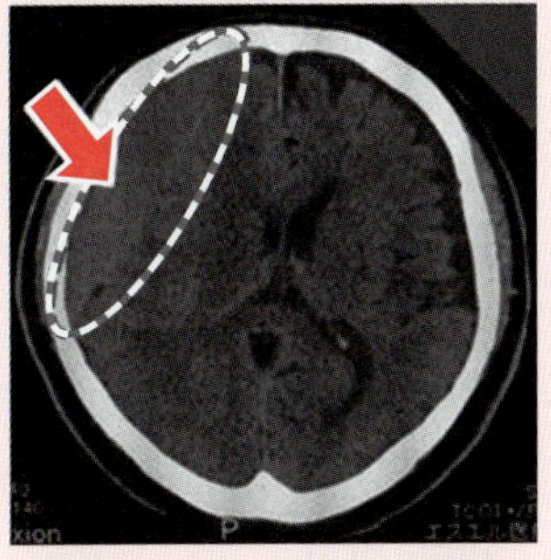

血腫（➡）が右前頭葉を圧迫している

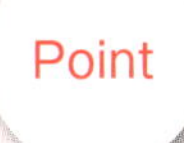

- 急に呆けてきた高齢者は，慢性硬膜下血腫の可能性があるため，とりあえず脳CTを受けるべき.
- 見逃してはいけない“治る認知症”.
- 画像でわかる認知症として，他に正常圧水頭症，脳腫瘍などがある.

Dr.の極端な意見！

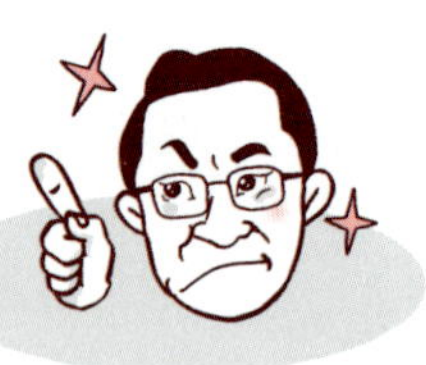

もの忘れを“気にすること”と“気にしないこと”

もの忘れをやたら心配する人がいます．もの忘れは加齢に伴う生理現象です．あまり心配する必要はありません．そればかりか認知症への心配，不安はむしろ認知症を近づける原因にもなります．心配，不安によるストレスは海馬を傷つけます．海馬はストレスに弱い脳で，神経細胞がどんどん減っていきます．その結果，認知症に近づいていってしまうのです．さらにストレスにより自律神経失調が起こり，脳血管が収縮してしまい，脳血流の低下を招いてしまいます．

このようにもの忘れを気にしすぎることは，決して健康的なこととはいえません．私はもの忘れを気にする患者さんばかりではなく，すでに認知症に至っている患者さんにも，“もの忘れなんて気にしなくていいですよ”とアドバイスしています．

しかし反対に，もの忘れを少しも気にしないのも考えものです．認知症の前駆段階である軽度認知障害（MCI）では，記憶障害，すなわちもの忘れのみが症状として現れます．この時期に予防，治療するのがもっとも有効なのですが，ともすればこの段階を通り過ぎて認知症になってしまってから発見される場合が多いのです．認知症の患者さんは，だいたい家族に連れられて受診します．認知症の人は病識が乏しいため，もの忘れを気にしません．逆にいえば，自分からもの忘れを心配して受診した患者さんは，おおむね認知症ではないと考えてよいのです．しかしMCIではまだ病識は保たれているため，自分のもの忘れを心配します．問題は，恐がらず，億劫に思わず受診してみようという前向きな気持ちがあるかどうかです．それで万一，認知機能の低下が発見されれば，大変な幸運といえるのです．MCIというゴールデンタイムを逃してはいけません．そのような観点から，もの忘れを気にせず放置するのも問題なのです．もの忘れは常時ではなく，時々心配するのが適切といえます．

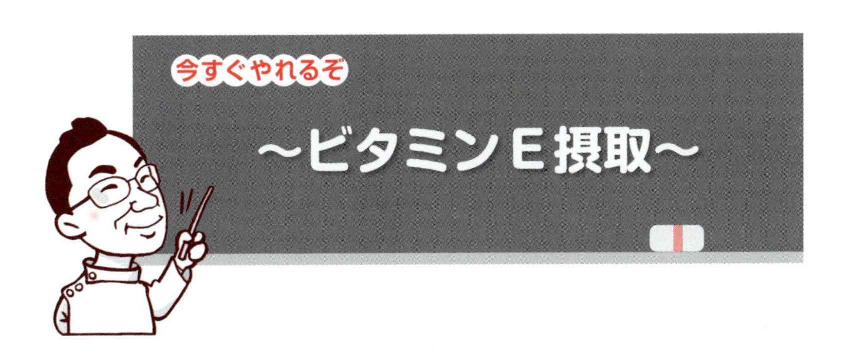

抗酸化物質として，ポリフェノール，βカロテン，リコピンなどが知られていますが，抗酸化物質は脳内の活性酸素を減らす効果があります.

ビタミンEはもっとも一般的な抗酸化物質で，アルツハイマー病などの予防が期待できます.

またビタミンCと併用すると，ビタミンEの力が高まります.

ビタミンEを多く含む食材

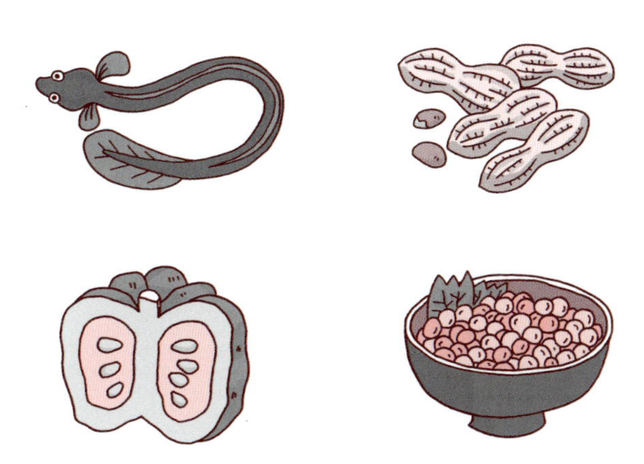

Ⅲ. 呆けやすい人は？

認知症が大丈夫かを適切なタイミングで調べることは大切であり，これは癌検診と似たような意義があると思います．認知症でないことを確認してホッとする一方で，今後も認知症にならないように努めなければなりません．これも癌に対するスタンスと同じです．認知症も癌と同じく生活習慣病であるという傾向があります．そこで，認知症になりやすい人はどのようなタイプ，生活スタイルかを挙げていきたいと思います．

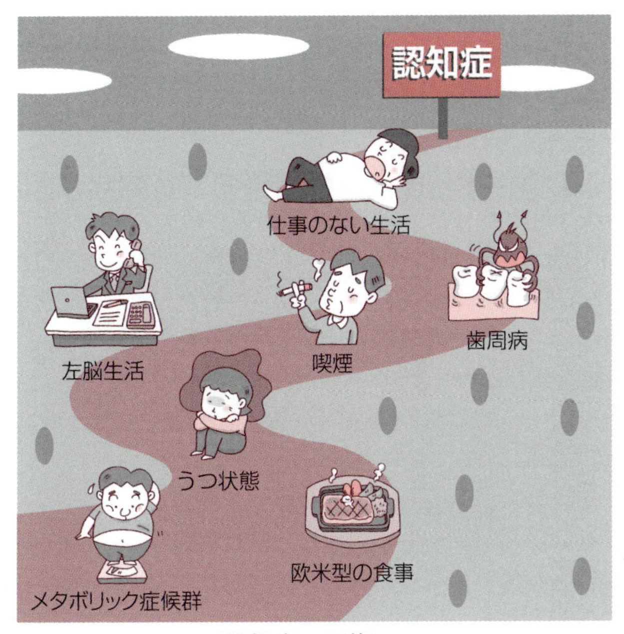

“認知症への道”

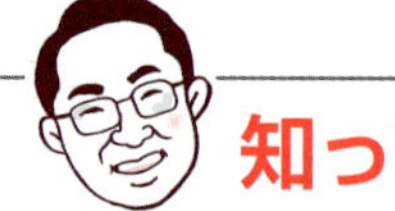

知っておきたいこと！

1．アルツハイマー病は脳のメタボ！

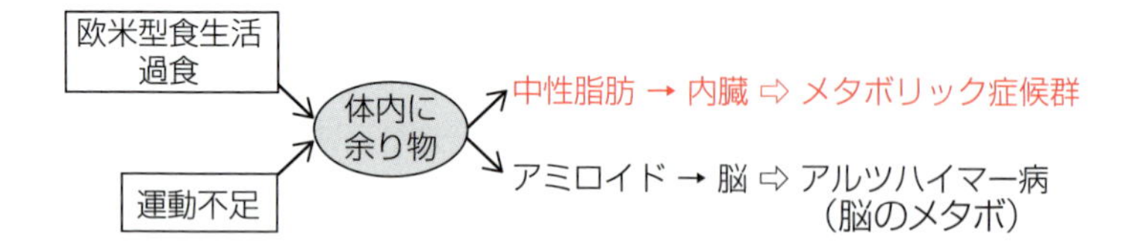

認知症のなかでいちばん多いアルツハイマー病は，生活が欧米化したわが国で急増しています．体内で余った栄養素がアミロイドになって脳内に溜まり，アルツハイマー病が起こります．脳のメタボ状態ともいえます．中年以降のメタボ（余り病）は動脈硬化ばかりでなく，認知症の原因ともなります．

2．昔は栄養失調，現代は栄養過多で認知症が起こる！

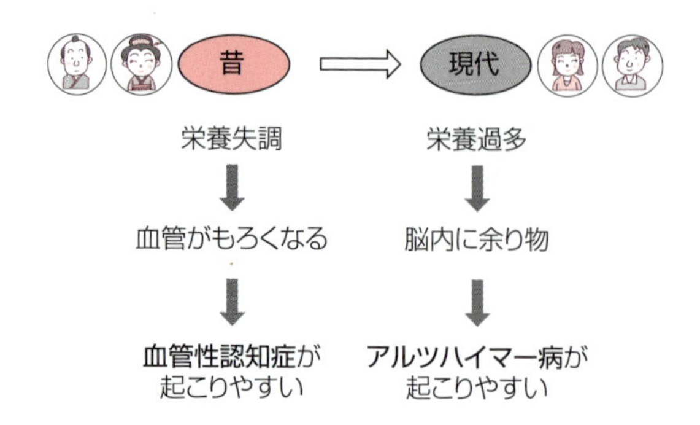

3．左脳生活を続けると呆けやすい！

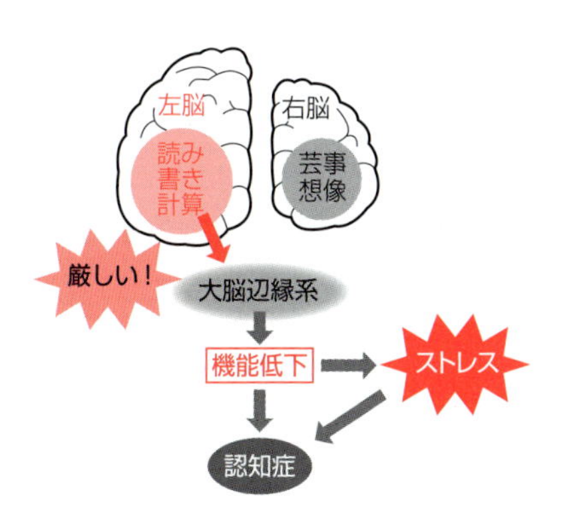

大脳新皮質は左脳と右脳に分かれますが，まじめな左脳は大脳辺縁系に厳しく指令します．その結果，大脳辺縁系は傷つき，ストレスや認知症が生じやすくなります．

4．老後ヒマすぎると呆けやすい！

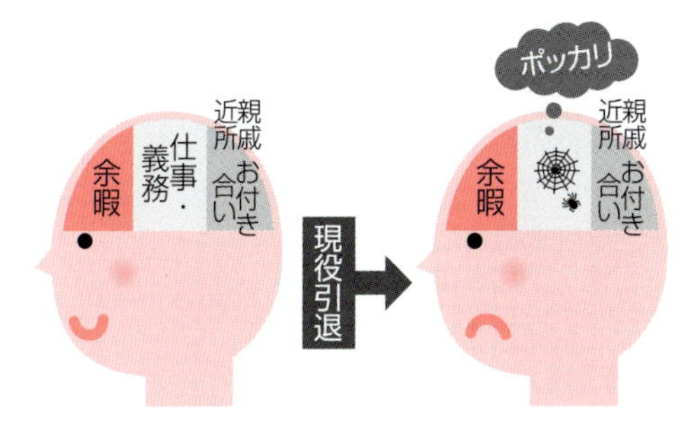

若いころ，脳の大半を占めていた仕事や義務に割くスペースが，老後になってぽっかりと空いてしまったなら，呆けても仕方がないのかもしれません．

5．遺伝する認知症もあるが，その影響は少ない！

家族性 ＝ 遺伝性　　25％ ＜ 若年発症　5％ ≒ 若年性アルツハイマー病
　　　　　　　　　　　　　 高齢発症　95％ ┐
　　　　　　　　　　　　　　　　　　　　　 ├ ≒ 一般のアルツハイマー病
孤発性 ＝ 生活習慣性 75％ － 高齢発症　　 ┘

アルツハイマー病のうち，遺伝性のものは４分の１ほど存在しますが，それにしても大半は高齢になってから発症します．

若年性アルツハイマー病は全体の約１％です．高齢者になれば，遺伝を心配するより生活習慣を改善する方が大切です．

6．認知症は生活習慣病であり，ある程度防げる！

運動不足 過食	メタボになり，インスリンの元気がなくなる． インスリンがしっかり機能しないと，動脈硬化やアルツハイマー病が起こりやすくなる．
欧米型の食事	飽和脂肪酸の多い肉類は，動脈や脳細胞を硬くしやすい．
オーバーワーク 左脳生活	ストレスの元になり，うつやアルツハイマー病を起こしやすくする．
喫煙	動脈硬化を促進する． 神経伝達物質（アセチルコリン）を減らす．歯周病を起こす．
歯周病	インスリンの元気をなくす．
仕事のない生活	脳内の神経伝達物質（ノルアドレナリン，ドパミン，アセチルコリンなど）を減らす．

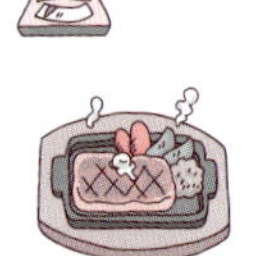

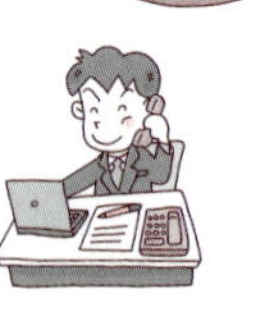

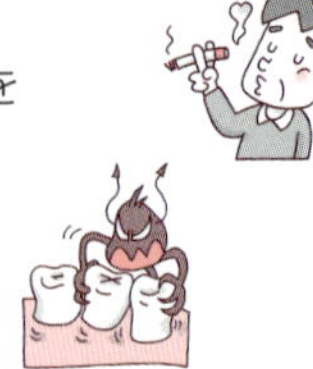

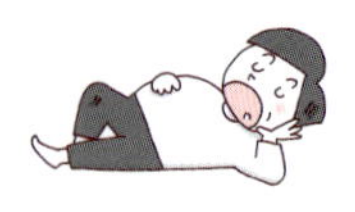

呆けやすい人は？

これだけは覚えておいて!!

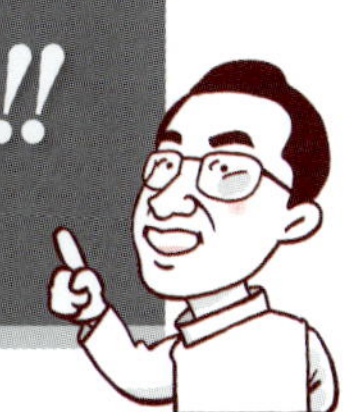

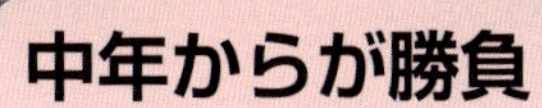

その1　中年期のメタボリック症候群（高血圧，糖尿病，高脂血症）!!

その2　高齢になってからのうつ状態，左脳生活!!

その3　老後の仕事のない（現役から離れた）生活!!

参考例 ⑤ 定年後，認知症が発症した一例

73歳，男性.

65歳まで大手機械メーカーの事務職として働く. 在職中肥満，高血圧を指摘されていたが放置. 定年になってから5～6年経ったころよりもの忘れが強くなってきた. 以前の趣味（ゴルフ，読書）にも興味を示さなくなった. 妻が受診を勧めるも拒否. しかしもの忘れがひどくなっていくので，妻，娘に伴われ受診.

身長165cm，体重76kg（BMI＝26.9），血圧148／96.「昔充分働いたので，いまはゆっくりしたい」と. 出かける所がなく，毎日テレビを観てゴロゴロしている. 記憶力，実行力の有意な低下が認められ，アルツハイマー病初（Ⅰ）期と診断.

Point

- メタボ，左脳生活（事務職）の延長，老後のヒマな生活が認知症を呼び込んだ.
- 中年期以降の高血圧はアルツハイマー病の危険因子になるため，認知症予防のためにも血圧管理を.
- 趣味の再開，デイサービス通所，その他社会活動を.
- アルツハイマー病初期において，進行予防の努力は重要な意義がある（頑張ることで初期の期間を延ばせる）.

参考例 ❻ 「認知症」であることを恐れて悪化していった一例

81歳，女性．ひとり暮らし．

もの忘れのため，嫁に付き添われ受診．イヤイヤ診察に応じ，「もの忘れはあるが呆けたとは思わない」という．嫁の話では，以前は几帳面だったが最近は家の片づけができず，冷蔵庫のなかに賞味期限の切れた食品がたくさん入っているという．料理もほとんどしない様子．アルツハイマー病中（Ⅱ）期と診断し，ドネペジル（アリセプト®）を処方．認知症であることを告げると，納得できないようである．薬はいちおう飲みたいといったが，飲まない日も多いようである．

半年後の認知機能検査で大きく低下していることが判明．治療薬を継続するかどうか尋ねると，「認知症が恥ずかしい」という．

Point

●後ろ向きの姿勢（イヤイヤ受診，薬を積極的に飲まない，「認知症が恥ずかしい」）が認知症を悪化させる．

●このままでは薬がもったいない．

●デイサービスに通わせるなど，周りがお尻を押すこと．

Dr.の極端な意見！

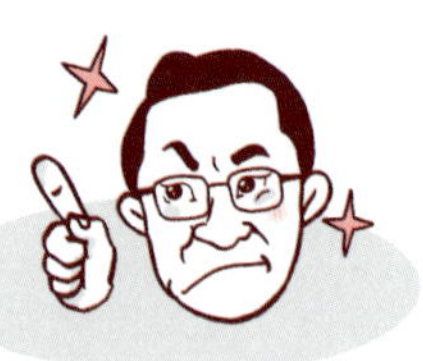

ある程度呆けないと，ストレスが溜まるし，死ぬときに恐い

私は認知症の早期診断を専門にしていますが，“ある程度呆けることは必要”とも思います．生きていれば嫌なことも一杯あり，これらの記憶をなくすことは生きていくうえで大切です．記憶はまず海馬に入力され，必要なものだけ大脳新皮質（もっとも高等な脳）に保管されます．その過程でかなりの記憶が散逸してしまうのです．数日間は残っている嫌な記憶も，長い間に脳の中から消失してしまいます．嫌な記憶をそのまま脳内に蓄えていたとすれば，脳はストレスでパンクしてしまいます．認知症をひどく恐れる人がいますが，認知症が進むとむしろ平和な表情になります．それはストレスの元になる嫌な記憶，感情も忘れ去ってゼロになってしまうからです．その意味からは，認知症は生きていくうえで精神的には，“助かる”状態であるともいえます．

患者さんの多くは，「もうそんなに長生きはしたくない」といいます．しかしいざ死ぬとなると恐いので，医者にかかるという面もあるのでしょう．このようなとき，呆けていたとしたならば，死へのストレスもなくなり，天国へ行くのが恐くなくなるのではないでしょうか．認知症になることは，死の恐怖に対する生体防御反応なのかもしれません．

「認知症になるくらいなら死んだ方がまし」という捨てぜりふも，認知症になったことがないから発せられるのかもしれません．認知症になると案外楽だといえるかもしれません．周りにあまり迷惑をかけない認知症患者は，周囲をなごませる潤滑油にもなります．認知症はむしろ歓迎すべき病態なのかもしれませんね．

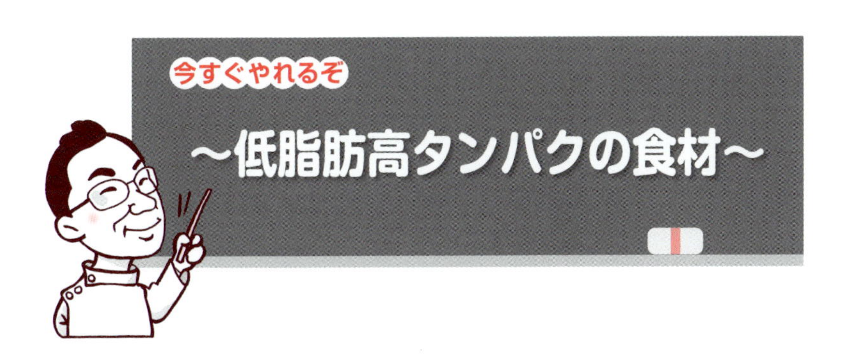

～低脂肪高タンパクの食材～

現代は高脂肪の時代です．高脂肪により高脂血症，糖尿病が生じます．また高脂肪は脳のメタボの引き金にもなるのです．

一方，タンパク質は肉体の維持に必要ですので，低脂肪高タンパクの食材（大豆製品，モモ肉，ヒレ肉，白身魚，えび，タコ，貝類など）を心がけて摂るようにしましょう．

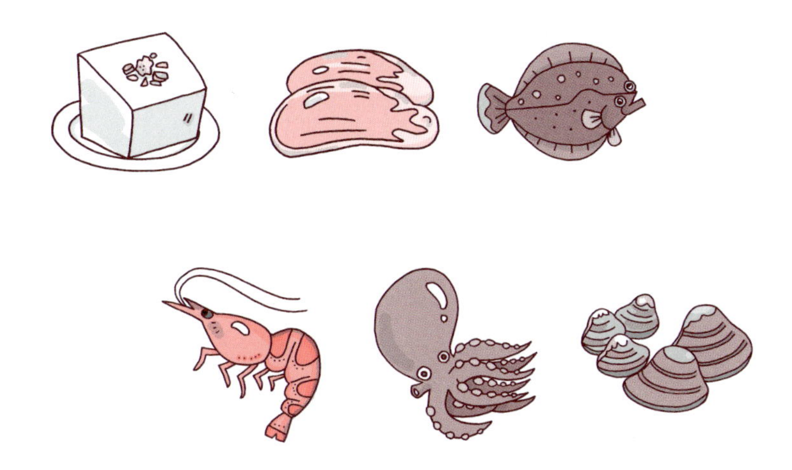

Ⅳ. どのような認知症がダメか？

同じアルツハイマー病でもダメな症例と，それほどでもない症例があることを心得ておくべきです．結論的にいうと，ダメな認知症とは認知症の周辺症状（BPSD；認知症の行動・心理症状）が強くて，周りに迷惑をかける人だと思います．どんどん記憶が失われても，ニコニコして努力する患者さんには好感がもてます．一方，記憶力は結構保たれていても，被害妄想，拒絶，攻撃などで周りを疲弊させる患者さんにはまいってしまいます．“可愛い”認知症患者になりたいものです．

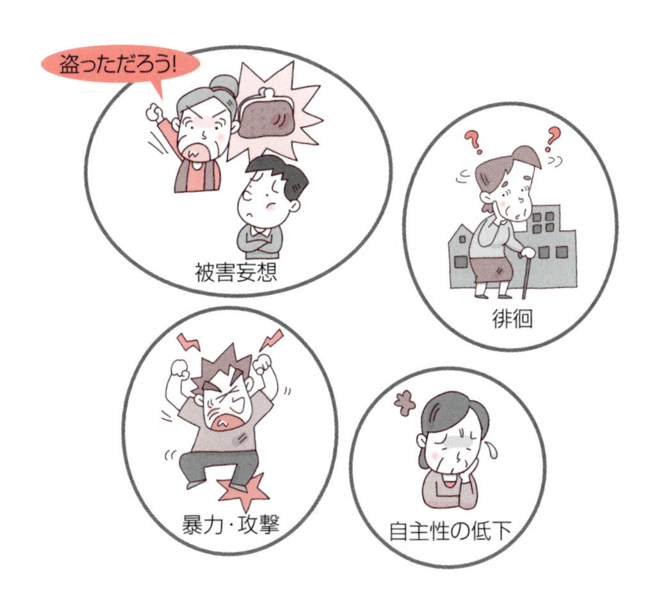

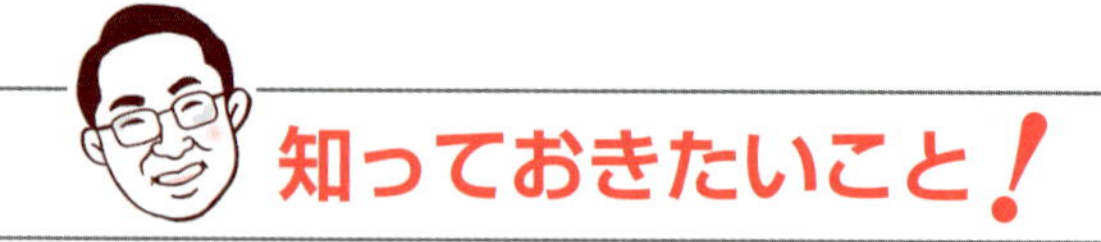

1. 中核症状に加えて周辺症状（BPSD）がある！

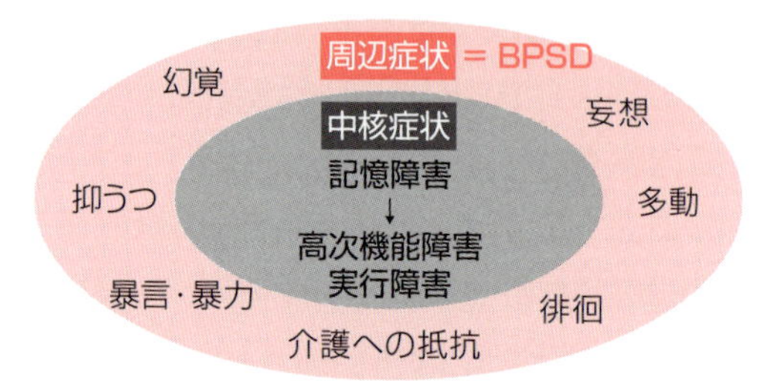

認知症は，中核症状と周辺症状（BPSD）を分けて考えるべきです．

中核症状が進むにつれて判断力，理解力が落ちていきます．そのため自信喪失，不安が大きくなり情緒が不安定になったり，気力が低下していく例も少なくありません．

その結果，中核症状に対してその周辺の症状という意味で，上図のような周辺症状が出現します．最近では周辺症状のことをBPSDといいます．しかし中核症状の強さと周辺症状の強さは，必ずしも比例するわけではありません．

2. 中核症状は進んでいくもの！

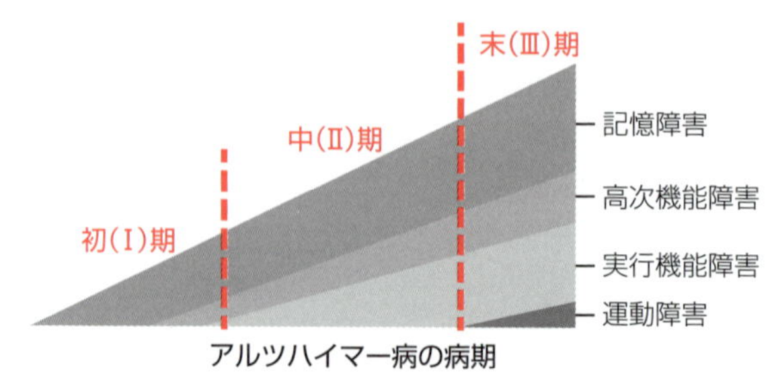

初(Ⅰ)期

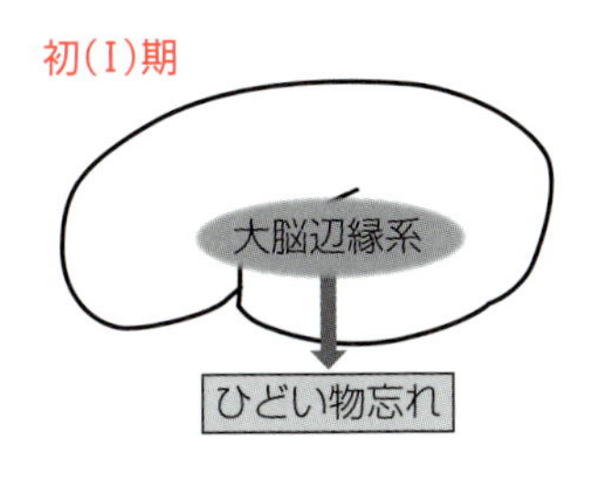

アルツハイマー病では，まず病変は大脳辺縁系に現れます．これによりもの忘れ(記憶障害)が目立つようになります．

中(Ⅱ)期

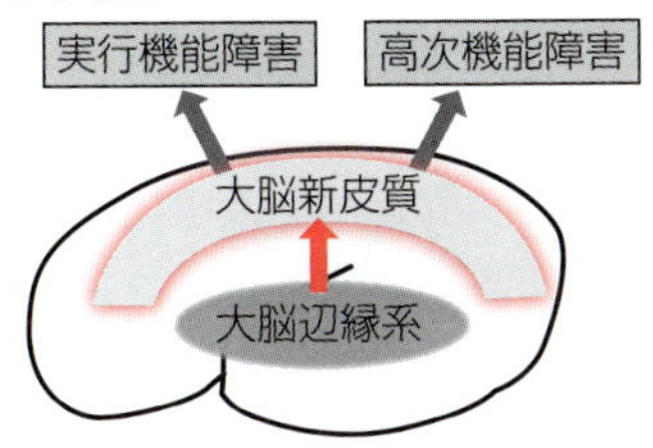

病変は大脳新皮質へ広がります．これにより高次機能障害(これまで学習してきた知識や技術を失う)や実行機能障害(サッサとできない，スラスラ思い出せない)が起こります．

末(Ⅲ)期

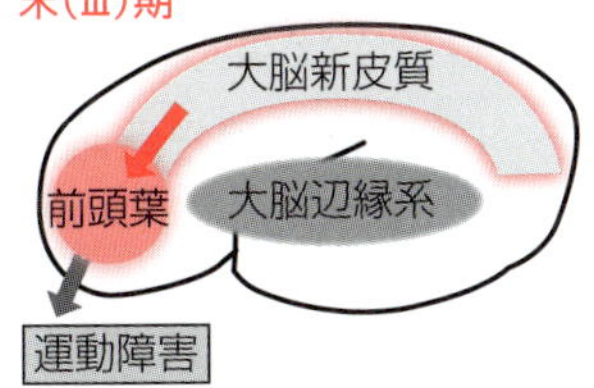

大脳新皮質のなかでも，前頭葉に病変が強く及ぶと運動障害が起こります．

3．社会生活，日常生活，運動と順番にできなくなる！

アルツハイマー病の病期

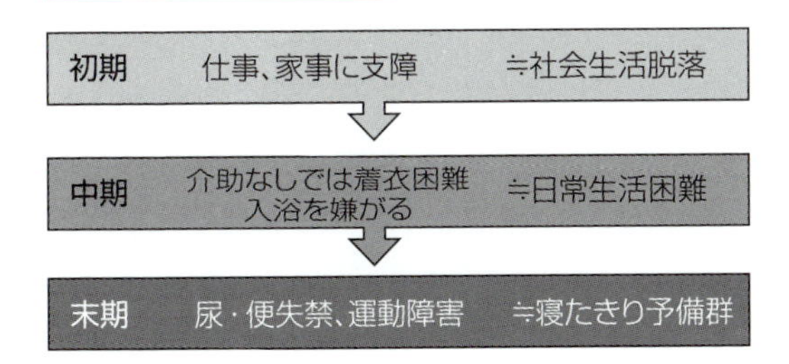

中核症状の悪化に従い，初期→中期→末期の順にほぼ３年単位で進行していきます．治療や訓練で初期の期間を延ばすことが大切です．

4．要介護度はBPSDの程度で決まる！

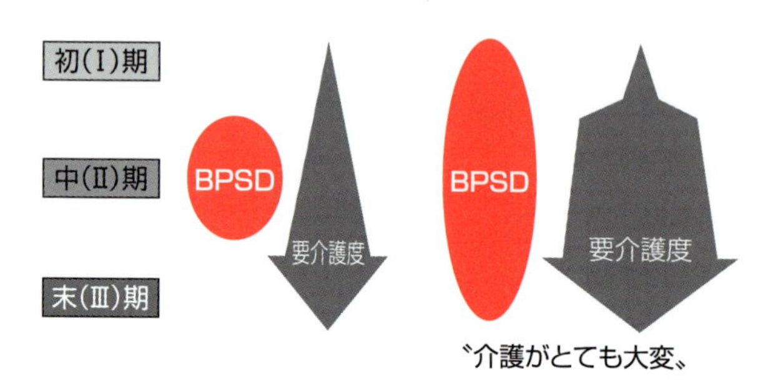

BPSDは中期にもっとも強く現れます．中核症状よりBPSDに対する介護の方が手間がかかることから，BPSDをできる限り減らすよう患者さんと対応することが大切です．

5．BPSDは個人差が大きい！

中核症状が徐々に悪化していくのは止められません．確かに中核症状の結果，BPSDが生まれますが，ほとんどBPSDがない症例もあります．何らかの原因でBPSDが生じるのですが，その大きな要因はストレスかもしれません．

6．BPSDで家族の絆が壊れる！

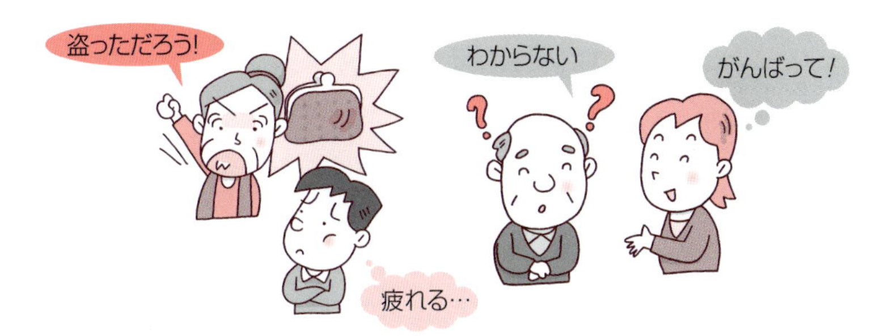

もの忘れ（「わからない」）が強くても，家族はそれほど困りません．しかし情緒不安定（「盗っただろう」など）や無気力（「イヤイヤ」）で家族は疲弊していくのです．

7．BPSDを減らすには，大脳辺縁系と前頭葉を鍛えて！

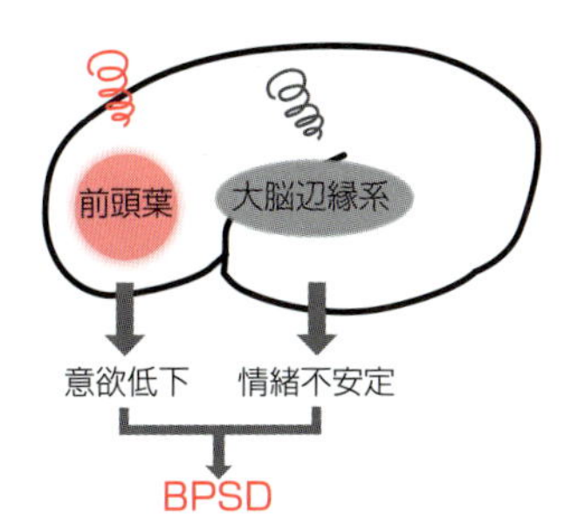

大脳辺縁系が傷つくと，記憶障害だけでなく情緒不安定になります．もの忘れがひどいだけならまだましですが，BPSDが強いと周りの人々が困ります．前頭葉が機能低下すると，運動障害だけでなく意欲低下も起こります．動けないなら仕方ないのですが，動こうとしないのには周りが疲れてきます．

どんな認知症がダメ？
これだけは覚えておいて!!
BPSD！

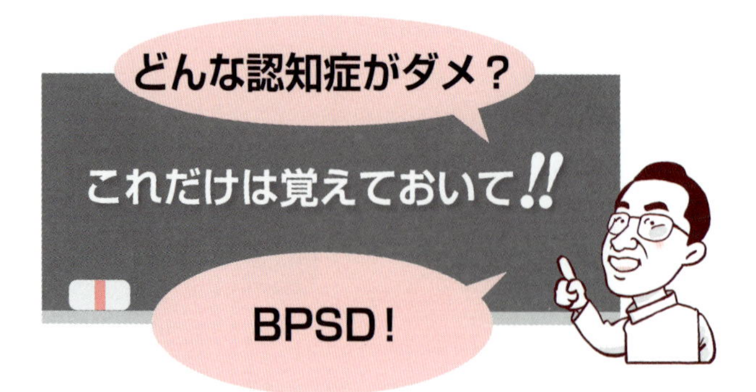

その1　情緒不安定が強い→問題行動が起こりやすい!!

その2　無気力，意欲低下が強い→寝たきりになりやすい!!

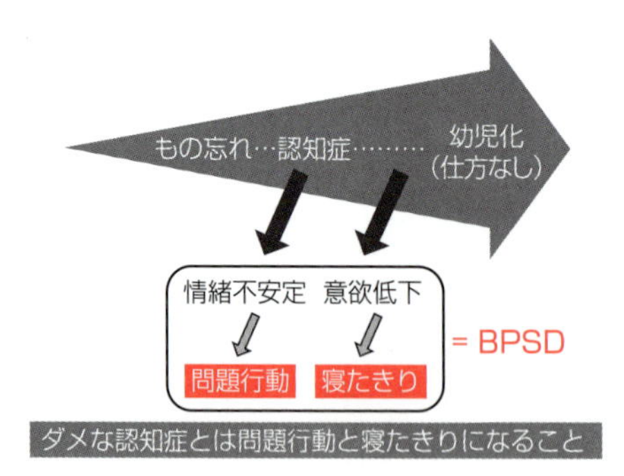

認知症が進むにつれて子どものようになっていくのは仕方ないが，途中でBPSD（情緒不安定，意欲低下）がひどくなると介護が大変になる．

参考例 ⑦ 物盗られ妄想の一例

78歳，女性．居酒屋を経営．

12年前，夫を亡くす．

8年前から息子家族と同居．

3，4年前よりもの忘れが認められたが，居酒屋の経営は何とかできていた．2年前，嫁がもの忘れ，置き忘れがひどいことを理由に受診を勧める．本人，にこやかで取り繕いが上手い．アルツハイマー病（Ⅱ期）と診断．3度目の受診で，嫁「お金がなくなったと責められる」とこぼす．本人は「調子よくなった．薬はちゃんと飲んでいる」と平気な顔．

徐々に嫁の表情が険しくなる．「以前はあのような義母ではなかったのに」「私が悪者にされる」と内情を吐露．義母も「あんな嫁とは一緒に住みたくない」と話す．

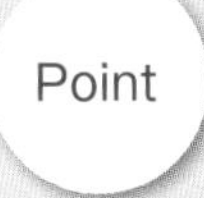

●一緒に探す

「ない」という事実を受け止めて一緒に探す．日ごろから物を整理する場所を観察しておき，なるべく本人が探せるように誘導する．家の権利書や通帳などは家族が管理するほうがよい．

●気をそらす

ひととおり探してから，「そろそろお茶にしましょう．美味しいお菓子もあるので･･･」などと，ほかに興味を向かせるようにする．本人の思い込みをいったん受け止めてから，興味を別の方向にもっていくといった手法が有効．

参考例 ❽ 徘徊で家族が苦しめられた一例

77歳，男性．妻と２人暮らし．東京に嫁いだ娘がいる．

72歳時，もの忘れがひどいため，妻に伴われ初診．社交的でニコニコ，取り繕いが上手い．記憶力と注意力，集中力の低下が認められ，アルツハイマー病Ⅰ期と診断．

その後２年間は一見順調．妻と一緒に美術館などへよく外出．しかし２年を過ぎたころより，妻「私がいないと不安になり，私を探し回る」「私が趣味のマージャンをしていると，電話をかけてくる」など不満を漏らす．

デイサービスなど介護サービスを勧めるも，かたくなに拒否．徐々に情緒不安定になり，妻に暴言を吐くようになる．妻は疲れ果てて，東京の娘をよぶ．

最近になり，出身地の浜松へ電車で出かけ，警察に保護される．妻と娘が外出をとめようとすると暴力を振るうようになる．一般の介護施設では入所が困難なため，精神病院へ入院となる．

Point

- 制止すると悪化を招くおそれがあるため，その場はやり過ごす．
- 可能な限り外出の機会をつくる．
- 徘徊に伴うリスク（交通事故，転倒，行方不明）に備える．迷子になったときに，本人とわかるようにする．
- 徘徊の原因を探る．なかでも帰宅願望が多くみられる．認知症の人は「自分がいちばん輝いていたころに戻る」という傾向がある．そのような患者さんに対して，「ここがあなたの家」と抑え込むと逆効果になる．

Dr.の極端な意見！

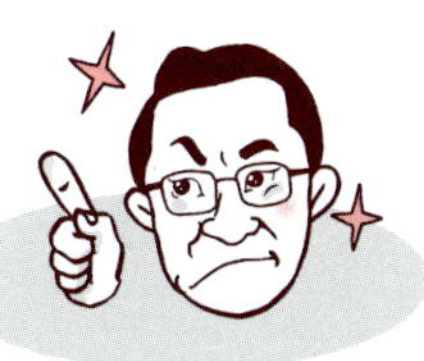

“患者さんより家族の健康が大事”

認知症の人の介護は子育てに通ずるところがあります．親が子を育てるように，認知症の患者さんを家族が世話し，ときには間違いを指摘し，導かなければなりません．患者さんが子どもであるのに対して，家族は親に当たります．認知症が進行すると，患者さんは赤ちゃんのレベルにまで達することもあります．家族，特に患者さんの妻あるいは夫は，子育てのような介護を強いられます．

親は子どものために愛情を注ぎます．自分の身を削ってでも，子どもの成長を助けます．認知症の患者さんの場合もそうでしょうか？　それでよいのでしょうか？

ご家族によっては，本当に自分が犠牲になるほどつくされている人もいます．長年，認知症の患者さんを介護し続けると，それが生活のすべてになってしまい，患者さんが亡くなると生きる動機を失ってしまう家族もおられます．麗しい家族愛のように映りますが，私はちょっとおかしいと感じています．

本当の子どもと認知症の患者さんで決定的に異なることは，子どもは確実に成長し独り立ちしていくときが訪れますが，認知症の患者さんにはそれがないばかりか，ますます手間がかかるようになっていく点です．成長を楽しみに世話をすることはありません．両者が同じなのは，家族が頑張らなくてはならない点です．しかし，家族の人が病気になったとすれば，共倒れしてしまうわけです．子どものため，患者さんのためと気力を振り絞れば病気になりにくいのは事実ですが，なにもできない子どもや患者さんのことを思えばこそ，まず自分の健康を優先すべきと考えます．

家族が身体だけでなく精神面で健康でなければ，認知症自体も変な風に悪化していくことがあります．

そのような理由から，私は認知症患者の家族に，“患者さんより自分の健康を大切にする”ようアドバイスします．なにか薄情なようですが，これも真実だと思います．

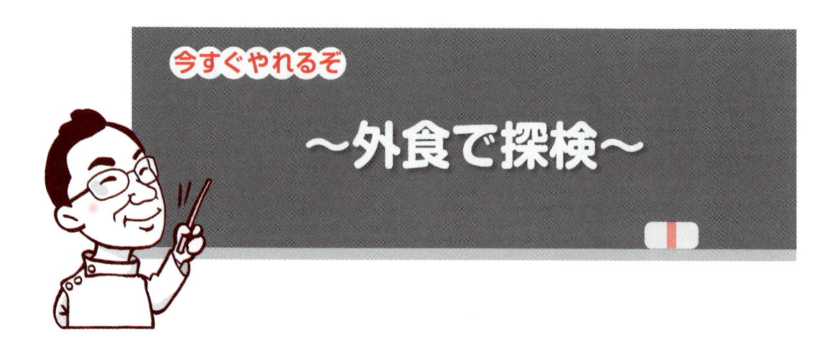

外を散歩するついでに，お店で食事を取ることはいかがでしょうか．

どこに入るか決めて，自宅とはまた違った料理を楽しみ，満足な気持ちで帰ると，脳内にドパミンが分泌されます．

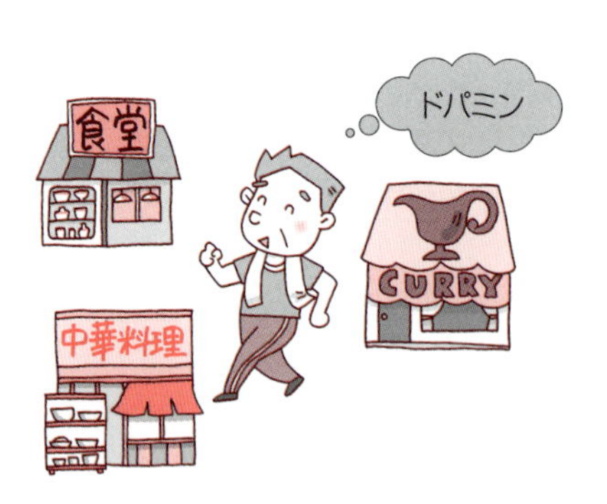

V. 認知症の人との接し方は？

昔は大家族で１人の患者さんを介護していました．ところが現代では少数の介護者が認知症の患者さんを世話しなければなりません．したがって現代の介護者は昔の３～４人分の働きをしなければならず，苦労することになります．さらに現代では，認知症の患者さんを介護する家族は，身体面の介護だけでなく，精神面，社会面と多岐にわたり介護しなければなりません．量ばかりではなく介護の質も問われるのです．認知症の介護は労いが少なく，先に行けば行くほど苦労が大きくなります．ここでは，その苦労を分かち合う意味も兼ねて，介護の心得を考えていきましょう．

高齢者１人に対する現役者の割合

1965年
高齢者1人を
現役者9.1人で支えた!

2012年
高齢者1人を
現役者2.4人で支えた!

2050年
高齢者1人を
現役者1.2人(推計)で支えるの?

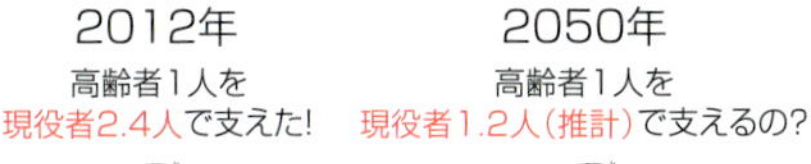

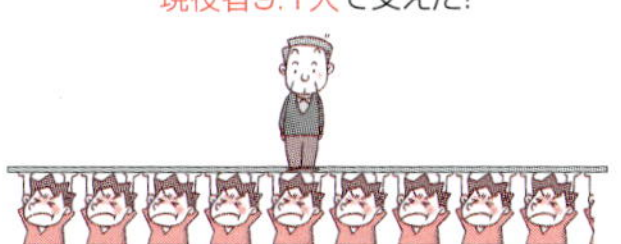

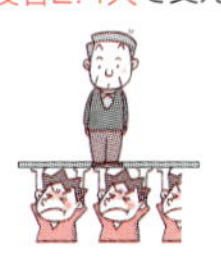

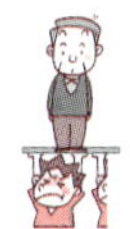

負担がだんだん大きくなっていく！

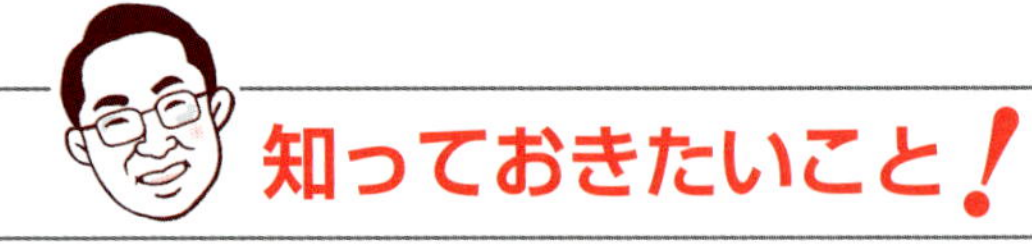

1．患者の不安を理解する！

患者さんも「何だかおかしい」ということには気づいています．認知症の初期においては口にこそ出さないものの，いままでの自分とはなにか違った状態になっていると感じています．自分のなかでなにかおかしなことが起こっているという事実に対する不安と，同時にその事実を認めたくないという気持ちも強くあり，周囲からの指摘や叱責に「そんなことはない！」と過剰に反応しがちになります．

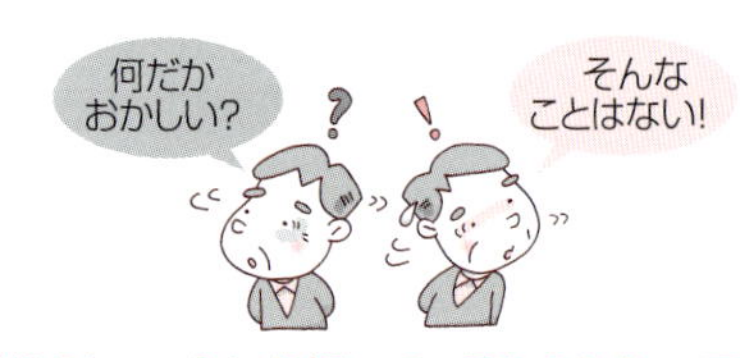

なにがおかしい，なにを怒っているかをわかってあげたい！

2．規則正しい生活パターンを維持する！

できる限り規則正しい生活のパターンをつくり，時間に合わせて生活を送るようにすると，「次になにをすればよいか？」といった不安が減り，安心するようになります．

朝７時には起きて着替えをする，朝食は７時30分から，食後はトイレに行くといったように，時間割に沿った生活をするとよいのです．「いつも同じでは退屈」と家族は思うかもしれませんが，認知症の患者さんは変化に対応する能力が低下していることから，さまざまな要因で混乱しやすくなっています．不安を感じ混乱したままではしだいに活動意欲がなくなり，さらに放っておくとなにもしなくなってしまいます．

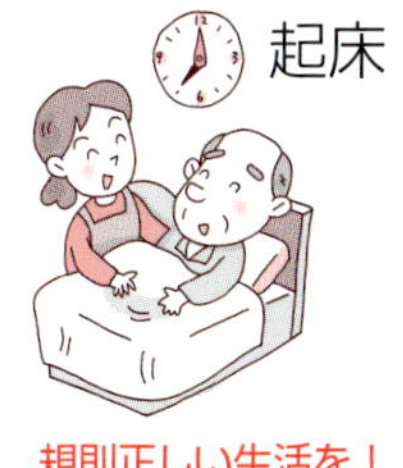

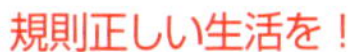
規則正しい生活を！

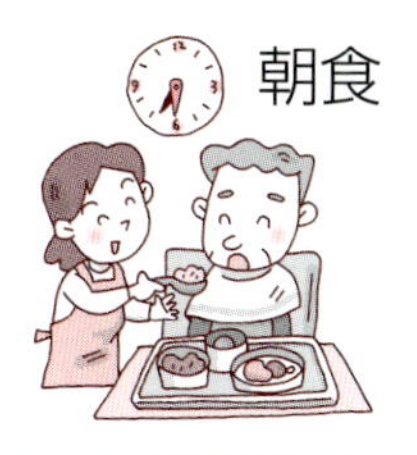

いつもと同じがいい！

3．悪い感情は残る！

「馬鹿にされた」「叱られた」などの悪い感情は，細かい内容は覚えていなくても，しっかりと記憶に残るものです．介護する側との人間関係が壊れてしまうと，悪い感情ばかりが残り，後々まで対応が難しくなります．できる限り穏やかに言葉をかけ，よい感情が残るよう工夫をすることが大切です．

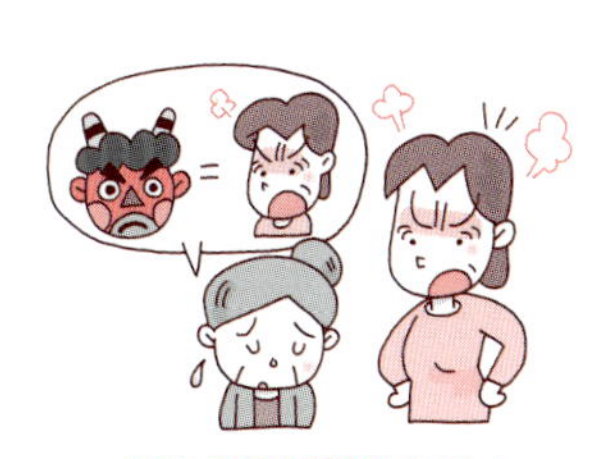

できる限り穏やかに！

4．真面目顔＝怖い顔！

患者さんが間違ったことを言い続けたりすると，家族は事実をわかってほしいという気持ちから，ついつい真面目に訂正してしまいがちです．そのときの家族の顔は患者さんにはどのように映っているのでしょうか．ずいぶん怖い顔にみえているかもしれません．大した間違いでなければ大目にみてあげるべきではないでしょうか．訂正が必要な場合でも，できる限り穏やかな口調でわかりやすく説明すべきではないかと思います．

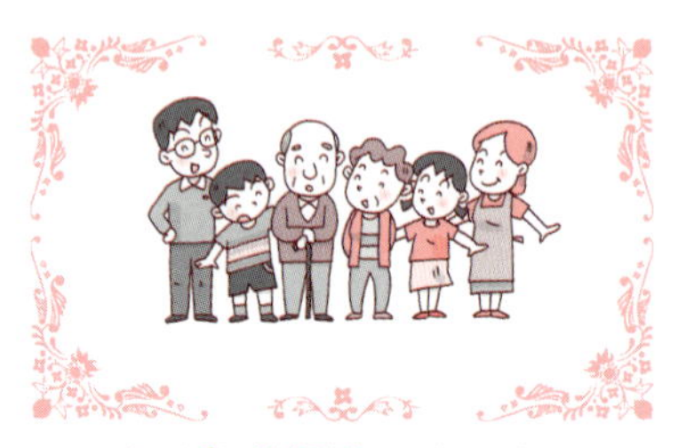

やっぱり笑顔がいいんです！

5．物の置き場所を決める！

部屋にある物の置き場所を決め，「眼鏡はここ」などと書いた紙を収納した場所に貼っておくと，探し回る動作を減らせます．リモコン操作でアラーム音を流すことができる器具なども販売されています．

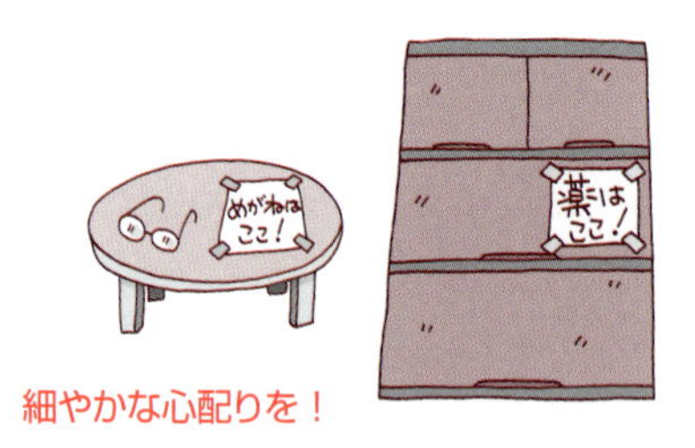

細やかな心配りを！

6．「さっきも聞いたでしょ」といわない！

同じことを何度も聞かれると，「さっきも同じこと聞いた！」と思いがちですが，すぐに忘れてしまうのが認知症の特徴的な症状です．１分前に聞いたことすらも忘れてしまいます．「何度も同じこと聞かないで！」といわれても，患者さんにとっては初めて聞くことなのに，何で怒っているのかという認識になります．「すぐに忘れてしまう」という認知症の特徴を理解し，繰り返しの質問には，繰り返し答えるしかないとあきらめてください．同じ質問であれば，同じ答えをすればよいので，それほど手間はかからないはずです．

日曜日ですよ
お茶でも
入れましょうか?
明日は何曜日?
日曜日ですよ
明日は何曜日?

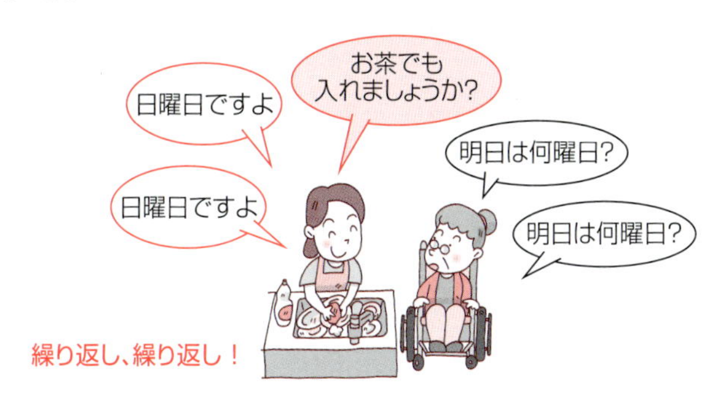

繰り返し、繰り返し！

7．安心感や生きがいを大切に！

「歳を取り弱ったところもあるけれど，家族はあなたのことを頼りにしている」というメッセージを，日々の暮らしのいろいろな場面で伝えるよう努力してください．

料理の味つけをみてもらう，仏壇のまつり方や法事のことを聞いてみるなど，得意だったことに関わってもらい，自分にも役割があるという自信をもってもらうことは，患者さんのみならず家族に対してもよい影響をもたらします．

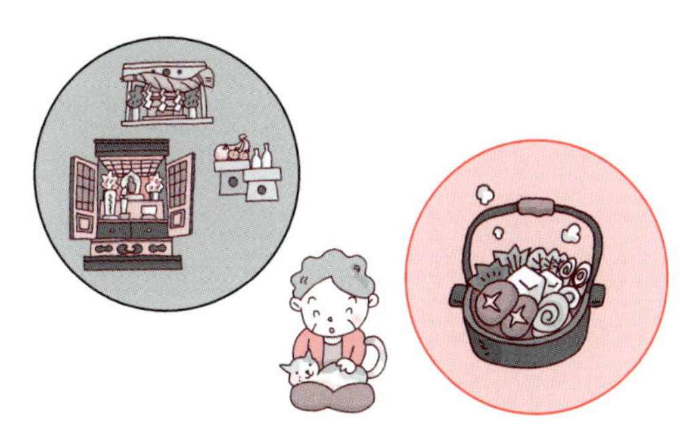

おばあちゃんがいないとダメ！

認知症の人との接し方は？

これだけは覚えておいて!!

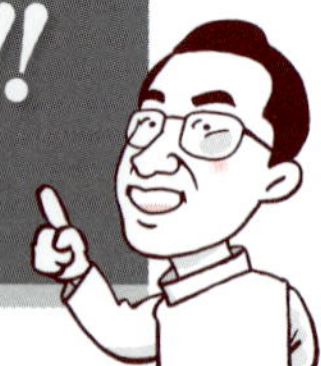

コツは“4ない”！

その１　同じ土俵に乗らない!!

その２　否定しない!!（話を合わせる）

その３　プライドを傷つけない!!

その４　急がない!!（ゆっくり聞き，ゆったり伝える）

参考例 ❾ 自分の居場所が見つかり笑顔が増えた一例

78歳，男性．元々レストランを経営していた．妻，長男家族と同居．

70歳時，長男に経営を譲って隠居．以後急速に認知症（アルツハイマー病）が進む．受診時，記憶力，実行力の低下が認められるも程度としては軽い．しかし，拒絶や攻撃行動が激しく，妻は追い詰められた状況．ガランタミン（レミニール®），メマンチン（メマリー®）を処方．

患者を説得し，訓練型デイサービスへ週2回通わせることにした．初めのころは後ろ向きな態度であったが，1か月をすぎたころ，仕事にしていたコーヒー淹れを他の通所者に披露してから，“水を得た魚”のように行動が前向きになる．妻への暴言もほぼなくなり，笑顔が増える．1年後の認知機能検査でも，改善という結果が得られる．デイサービスへも行きたがるようになる．

Point

●認知症の患者さんは自信を失っている．褒められること，人の役の立つことに飢えている．

●自信をもつことで，傷ついた大脳辺縁系が回復．
人のために働くことで，元気のなかった前頭葉が活性化．
→ BPSD（拒絶，攻撃行動）軽減

参考例 ⑩ 妻が接し方を改めたことで，BPSDがなくなった一例

76歳，男性．63歳まで商社に勤め，海外でも活躍していた．妻と2人暮らし．

72歳ごろよりもの忘れが目立つようになる．以前のように外出もしなくなり，心配した妻に連れられ受診（74歳時）．軽度認知障害（MCI）と診断される．妻「すぐに忘れてしまう．昔は私より頭がよかったのに」と嘆く．受診のたびに妻は患者のもの忘れがひどいと繰り返す．患者気力低下が目立ち，時に怒り出す．

1年後の認知機能検査で，MCIがアルツハイマー病に進展していることが明らかになる．医者から妻に対して「昔の姿に戻ってほしい，がんばってほしいという気持ちもわかるが，それが患者を傷つけているのかも」と伝えたところ，妻淋しい顔．しかしそれ以来，診察時に妻から患者さんへの厳しい注文がなくなる．その後徐々に患者さんに活気が戻る．妻「夫というより，子どもだと思うと可愛くなった」と．妻からきびしい言葉が減り，かえって情緒が安定した．

Point

- 認知症の患者さんは一般の人より傷つきやすく，プライドが高い．
- ムチよりアメを多目に．
- BPSDは大脳辺縁系が傷つくと起こりやすくなる．

Dr.の極端な意見！

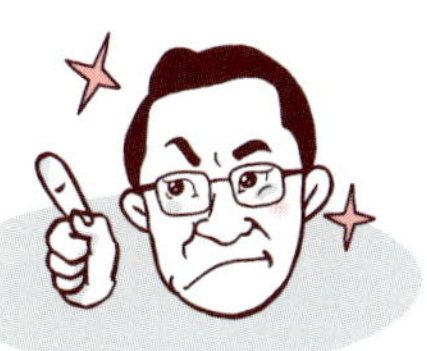

“増加する認知症に細やかな介護はちょっと無理”

認知症は急増し，これを介護する人的資源は減少する傾向にあります．人的資源とは，福祉を職業とする人々と，家族の介護力を指します．優遇されない福祉産業は人気のない職種であるといえますし，核家族化が進み労働人口が減ってきている社会背景において，家族がそれでも親の世話をするのは社会への背信行為であるとも考えられます．少子高齢化の現代において，社会そのものを支えるため，生産活動に専心することは，若者の義務といえるからです．大きな視野に立つと，おのおのの家族を介護することより，高齢者があふれたわが国の形態を支えることの方が先決かもしれません．年老いて呆けた親を介護することは当然といえますが，そのために社会活動が低下するのは，現状をかみしめてみると，“本末転倒”であるともいえるのではないでしょうか．

認知症が昔より２倍に増えて，それを介護する人たちが半分に減ったとしたら，１人の認知症の患者さんに注がれる労力は４分の１にせざるを得ません．細やかな介護など無理なのです．認知症の患者さんに対して，家族，医療，福祉などがそれぞれ別々に悪戦苦闘していては処理できないのです．それぞれの分野の密接な連携が必要です．１人の認知症の患者さんをベルトコンベアーに乗せたら，流れ作業的に各分野が役割を果たすようなシステムを構築しなければならないと考えます．

以上のような背景に立つと，介護の合理化以前に強調しなければならないのは，認知症の患者さんの心構えだと思います．後ろ向きに認知症に向かい合う患者さんは，もはや見捨てられなければならないといわざるを得ません．少し冷たい意見ですが，もう余裕は残されていないというのが現状だと思います．

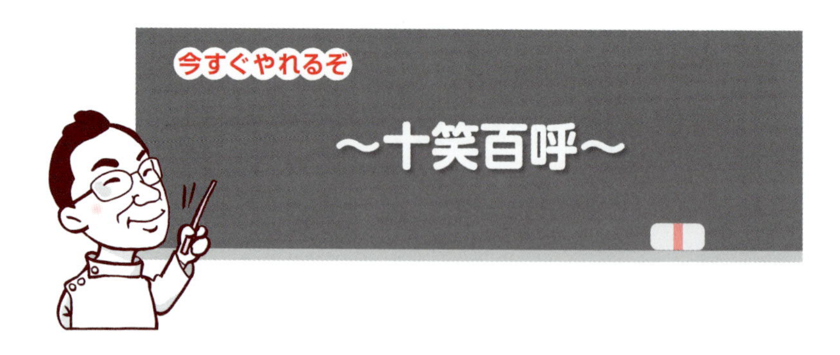

アルツハイマー病は，脳内のアミロイドや活性酸素が溜まりすぎると発症します．1日10回大笑いする，1日100回深呼吸すると副交感神経が活性化されて，これらの不要（有害）な物質が体外に排出されます．

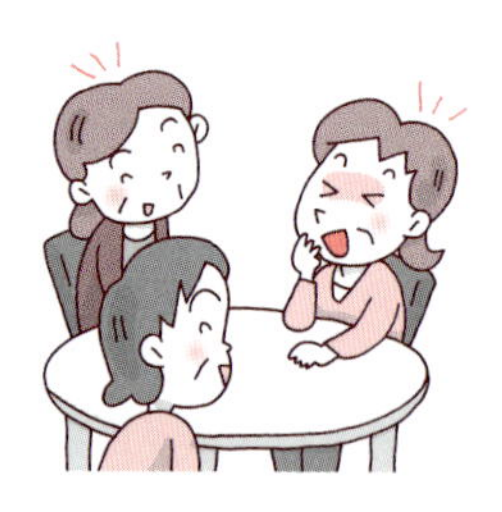

10回／日

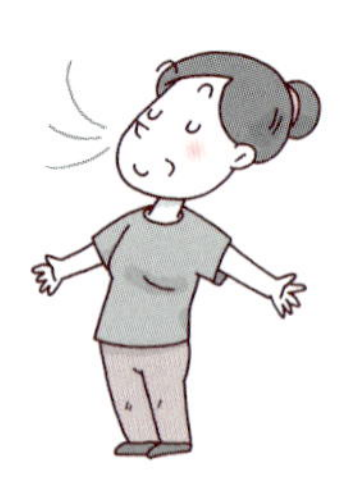

100回／日

Ⅵ. 認知症の薬は？

病気になったら，まずは薬に頼りたくなるのが人情というものです．アルツハイマー病の場合，まずは脳内にアミロイドが溜まることから始まりますので，真の治療薬というのは，アミロイドが溜まらなくする薬なのです．しかし多年にわたる研究にもかかわらず，このような薬はいまだ世に出ていません．そのようなわけで，あまり薬に期待できないのが現状といえます．それればかりか，現在の治療薬は，前向きな気持ちで服用しないとまったく効果を発揮せず，“猫に小判”になってしまいます．そんなつもりで読んでください．

アルツハイマー病に使える薬

一般名 (製品名)	ドネペジル (アリセプト)	リバスチグミン (イクセロン)	ガランタミン (レミニール)	メマンチン (メマリー)
作用機序	脳内の酵素に作用してアセチルコリンを増やす	ドネペジルと異なる酵素に作用してアセチルコリンを増やす	アセチルコリンばかりではなく，他の神経伝達物質も増やす（アセチルコチンの増加作用は劣る）	増えすぎたグルタミン酸から，神経細胞を守る
適応型	軽度から高度	軽度および中等度	軽度および中等度	中等度および高度
剤型	錠剤 OD錠 ドライシロップ	パッチ剤	錠剤 液剤 OD錠	錠剤
投与回数	1日1回	1日1回	1日2回	1日1回
薬価 常用量 1日分	365円 (5mg) 635円 (10mg)	427.5円 (18mg)	427.6円 (16mg)	427.5円 (20mg)

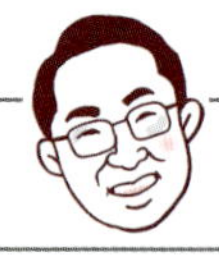

知っておきたいこと!

1．アルツハイマー病では脳内にアセチルコリンが不足する!

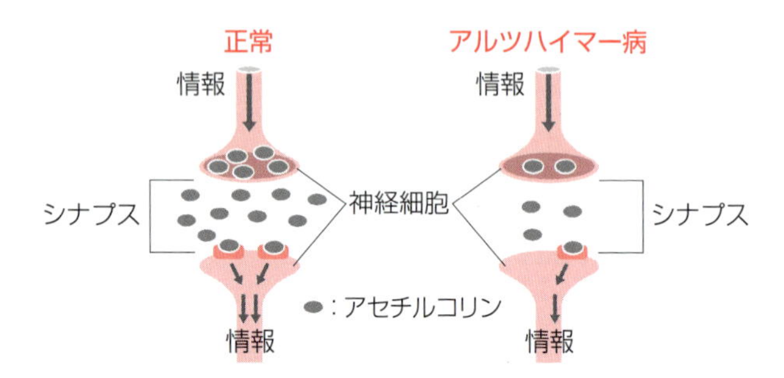

神経細胞の情報は，他の神経細胞に神経伝達物質を送ることにより伝えられます．アルツハイマー病では，アセチルコリンが少なく情報があまり伝わらなくなります．その結果，記憶障害などが起こるのです．認知症の治療薬は，主に不足したアセチルコリンを補給します．

2．神経細胞（シナプス）に元気がなければ薬は効かない!

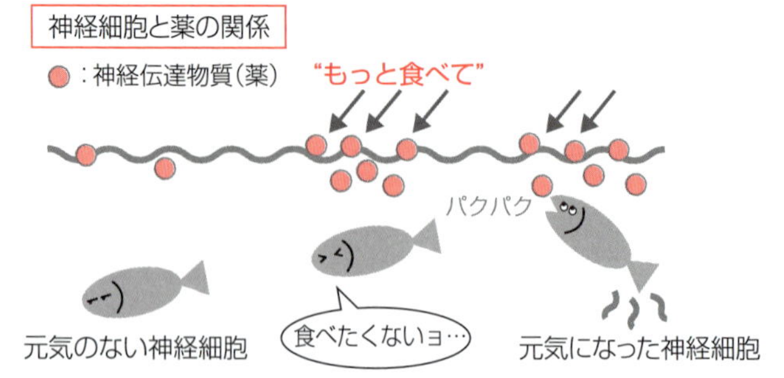

いくらエサ（薬）を与えても魚（神経細胞）に元気がなければ食べてくれない！

認知症（アルツハイマー病）では脳内の神経伝達物質（アセチルコリンなど）が減っているので，薬でこれを増やせば効くはずです．しかし，神経細胞（シナプス）の活動が低下していたなら，折角の神経伝達物質も取り入れられないのです．神経細胞（シナプス）の活動性を増やすには努力，訓練が必要です．

3．「薬を飲む」という心構えを！

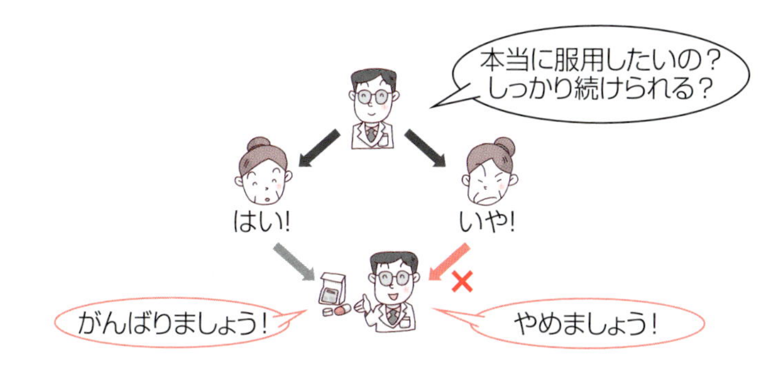

認知症の薬は，患者さんがその気で飲まなければ利きません．風邪薬を飲むのとはわけが違います．私は患者さんに，「本当に薬が飲みたいのか？」を確認して処方します．そして毎日続けられないなら，中止すべき（もったいない）ですといいます．

4．EPA，DHA も認知症の予防に期待できる！

DHA
細胞膜を軟らかくする
1日イワシ５～６匹が必要！
脳神経細胞

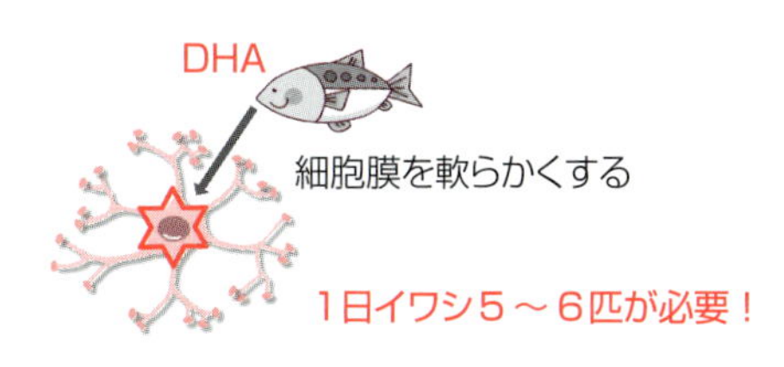

魚油（EPA, DHA）は動脈硬化抑制作用があります．さらにDHAは脳において神経細胞の細胞膜を柔らかくします．

●EPA, DHA製剤

- イコサペント酸エチル（製品名 エパデール）
- オメガ-3脂肪酸エチル（製品名 ロトリガ）

5．脳循環改善剤は，脳への血流を増やすことで認知症予防も期待できる！

脳のためなら
エンヤコラ！
血流（血管）
脳循環改善剤

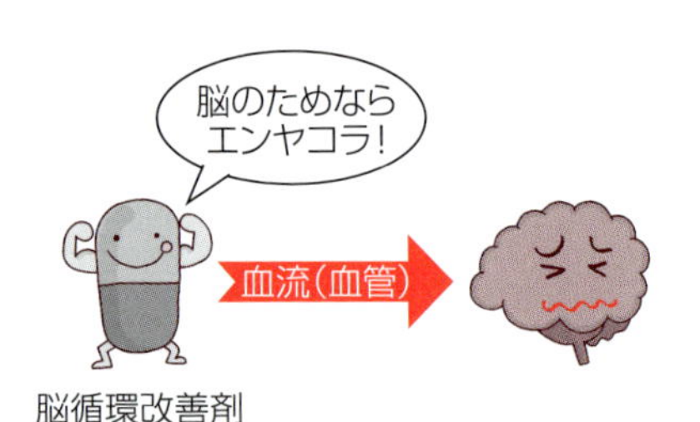

脳が働くには大量の血液が流れ込まなければなりません．脳は大食いで，栄養が少ないと働かなくなります．認知症では，ただでさえ脳は働かないため，少しでも多く栄養を与えたいと考えるのは合理的といえます．後は脳が働くかどうかだけです．

●脳循環改善剤

- シロスタゾール　（製品名　プレタール）
- ニセルゴリン　（製品名　サアミオン）
- イフェンプロジル　（製品名　セロクラール）
- イブジラスト　（製品名　ケタス）

6．中年期からの高血圧，糖尿病，高脂血症はそれぞれ 2～4倍認知症を増やす！

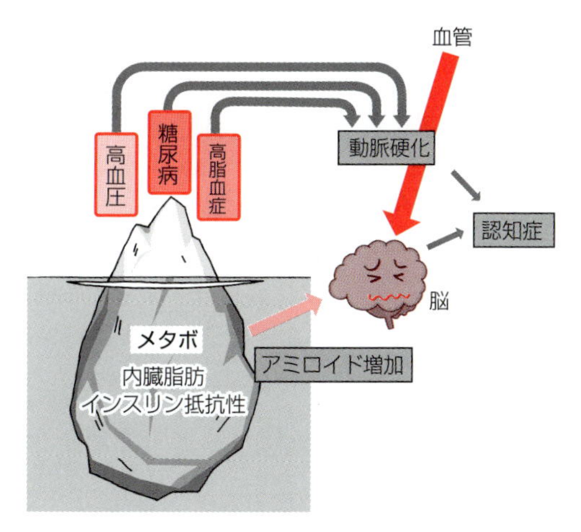

高血圧，糖尿病，高脂血症の根底にある（氷山の水面下にある）
メタボ（内臓脂肪）が認知症の元！

内臓脂肪が増えていくにつれて高血圧，糖尿病，高脂血症が起こり，これらにより動脈硬化が進行します．その結果，脳への血流が低下するのです．

また内臓脂肪はインスリンの機能を低下させ（これをインスリン抵抗性という），これが脳内のアミロイド増加につながります．

高血圧，糖尿病，高脂血症の治療も大切ですが，メタボの改善が第一です．

認知症の薬は？

これだけは覚えておいて!!

効くも効かぬも
患者次第

その1　治療薬は不足した脳内神経伝達物質を増やす．
治すのではなく，補充しているだけ!!

その2　努力（訓練）なくして薬は効果を発揮せず!!

その3　DHA（魚油），脳循環改善剤も効果が期待できる!!

参考例 ⑪ 末期に差しかかり，認知症の薬を終了した一例

83歳，女性．息子と２人暮らし．

76歳時初診．BPSD（拒絶，攻撃行動など）の激しい認知症（アルツハイマー病または前頭側頭型認知症）．もともと精神安定剤を服用していたが，もっとほしがる．精神安定剤を減らして認知症治療薬による改善を試みたが，攻撃性がさらに激しくなる．デイサービス，ヘルパーなどの介護サービスを受けつけず．

８１歳時，尿失禁高度，ほぼ自宅で坐っている生活に陥る．ときに大声を上げて息子を叱責する．息子と相談の末，認知症治療薬を終了し，精神安定剤を適宜増減する方針となる．

現在に至るまで大きな変化なく推移している．

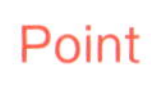

- 高度な尿失禁，運動障害はアルツハイマー病において末期．
  ⇒薬はまず効かない．
- “患者が望めば”薬継続というスタンスで．
- 効かない認知症治療薬を続けることで，医療経済が圧迫される．患者，家族もそのことを自覚すべき．

Dr.の極端な意見！

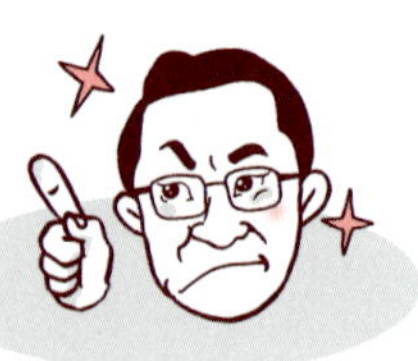

『知らぬが仏』

認知症の患者さんの多くは，家族や知人に連れられて受診します．アルツハイマー病の診断が確定した時，私ははっきりアルツハイマー病であることを患者さんおよび家族に告知します．これから長い間，認知症と戦っていかなければならないので，やはり告知は必要と思われます．しかし患者さんのなかには「自分が認知症である」という事実を受け入れられず，後ろ向きになってしまう人もいます．しっかり訓練，治療を行っていくための告知なのですから，逃げるくらいなら診察を受けない方がマシです．『知らぬが仏』といえます．

『ブタに真珠』

患者さんが認知症であることを納得したら，薬をどうするか尋ねます．患者さんが「ほしい」といわれたら処方することにしています．イヤイヤ薬を飲んでも認知症の薬は効かないからです．患者さんによっては，薬が何のためかわからずに飲んでいる人もいます．おそらく前向きな気持ちでないと，脳神経細胞のシナプスが機能せず，情報を出し入れできないからだと思います．せっかくの薬が『ブタに真珠』になってしまうのです．認知症の薬は高価で，1日に500円ほどにもなります．462万人の認知症の人が薬を服用しているとすれば，年間8500億円の薬代ということになります．そのうちどれくらいが無駄なのでしょう？

『鉄は熱いうちに打て』

薬を始めても，どんどん悪化していく症例がたくさんみられます．全体の3分の1くらいは利かないという印象です．しかし，これには盲点があります．患者さんがしっかり薬を飲めていないという点です．もし患者さんがイヤイヤ飲んでいて忘れるとするなら，即刻内服中止にするべきです．ところがやる気があっても，記憶障害のため飲み忘れるのだとしたら，ワンチャンス残されます．家族ばかりでなく，介護スタッフの力も借りて，とにかく２～３か月毎日内服を確かめる体制をとって薬を管理すると，案外効果を発揮することもあります．この点からも認知症には医療だけでなく，福祉の力が必要なのです．認知症の薬は高価です．飲むならしっかり続けてほしいものです．そのためにも初めが肝心で，最善の体制を組む必要があります．医者も患者さんも『鉄は熱いうちに打て』の気持ちで治療に臨むことが大切です．

『引き際が肝心』

認知症の薬は早期のうちに飲むと大きな効果を生みます．しかしそれでも認知症が進行していくことを覚悟しなければなりません．もう効果があまり望めないだろうという段階に至っても，薬を継続することの是非は難しい問題です．ダラダラ薬を続けることは簡単ですが，昨今の医療情勢を考えると，薬の中止を検討するのも大切ではないかと考えます．私の意見としては，末期のアルツハイマー病に効果は望めないと思います．それでも大半の患者さんが，飲み続けているのが現状であると思われます．２～３年早く薬を終了する努力，工夫もそろそろ熱心に語られるべきだと考えます．しかしいかなる名医も『引き際』について，積極的に取り組んでいないというのが現実です．

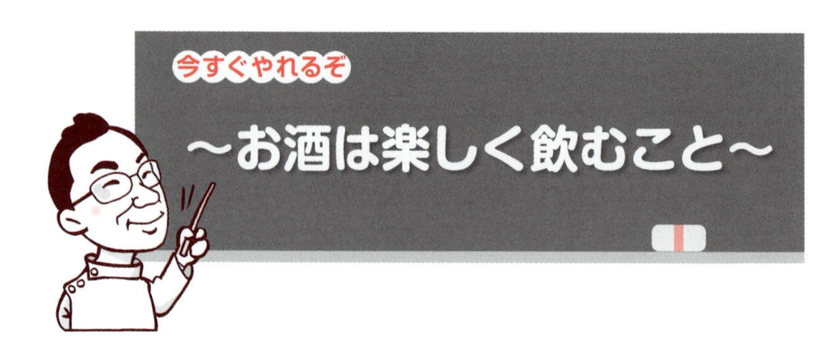

今すぐやれるぞ ～お酒は楽しく飲むこと～

「ひとり酒」「ヤケ酒」「なみだ酒」などは体によくありません．少量のアルコールが認知症によいことはわかっていますが，飲むときの状況も大切です．ストレスが溜まった状態でお酒を飲むと，コルチゾールという物質が分泌され，これが脳内の神経伝達物質の働きを鈍くします．飲むことを楽しむ，または楽しみに待つ気持ちが大切です．

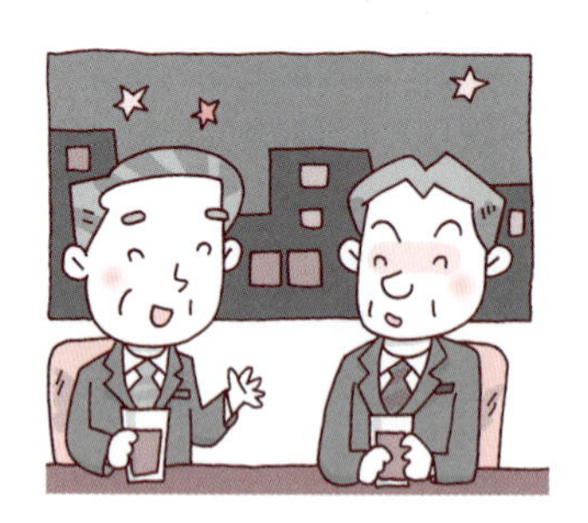

Ⅶ. 認知症が進んだ時 注意することは？

認知症は進行すればするほど世話が大変になる病気です．要領よく科学的に対応しなければなりません．認知症は初期と進行期では対応が異なります．初期では少しでも進行を遅らせるように訓練を含めた医療的アドバイスが重要です．ところが進行すると，医療より介護に重点を置かざるを得ないのは仕方のないことです．そのころには，介護保険の有り難みを実感するはずですが，すべて福祉が問題を解決してくれるわけではありません．かなり深刻な事態も増えてくるので，おのおのの家族がいろいろと決断しなければならない局面が訪れます．以下のような事態になった場合，皆さんはどのようにされるのでしょうか？

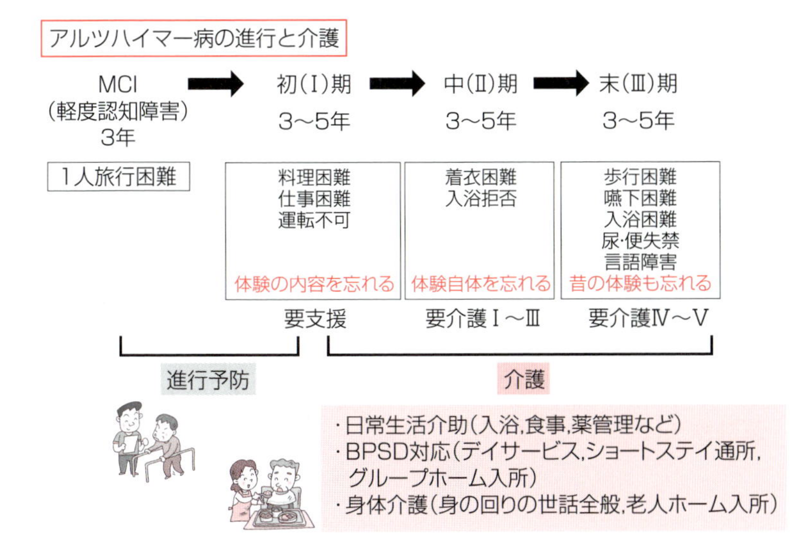

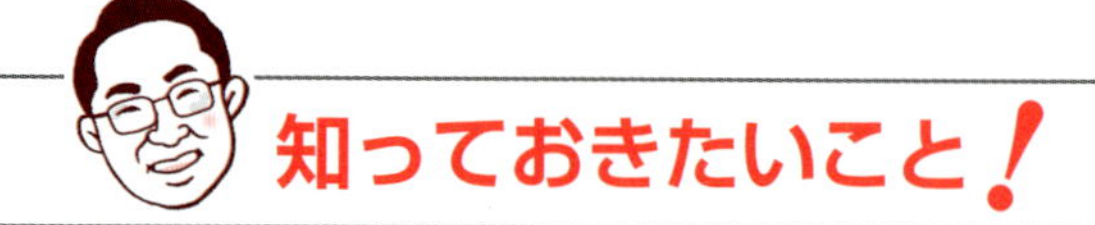

1. アルツハイマー病の患者さんが動かなくなってきたら“寝たきり予備群”！

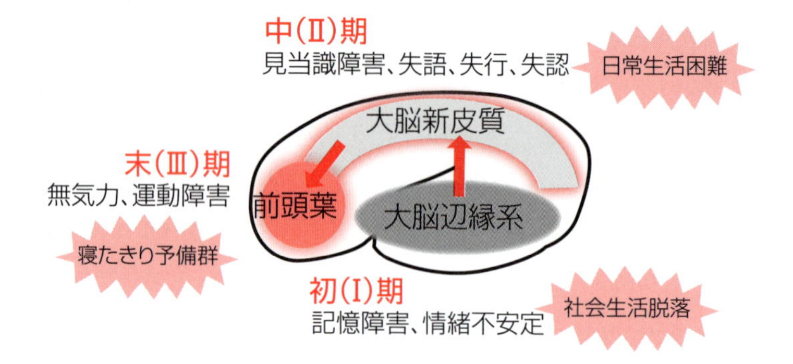

アルツハイマー病では，まず大脳辺縁系に病変が現れ，記憶障害などで社会生活から脱落します．これが初（Ⅰ）期．進行予防に力を注がなければなりません！

次に上部の大脳新皮質に病変が及び，日常生活が困難になっていきます．これが中（Ⅱ）期．介護がどうしても必要になってきます．

大脳新皮質のなかでも，リーダーの役割をする前頭葉まで病変が及ぶとやる気がなくなり，動けなくなります．そうなると末（Ⅲ）期．前頭葉はアルツハイマー病の終着駅です．

運動療法に力を入れるべきです！

2. 認知症の薬は末期に入ったらやめるべき！

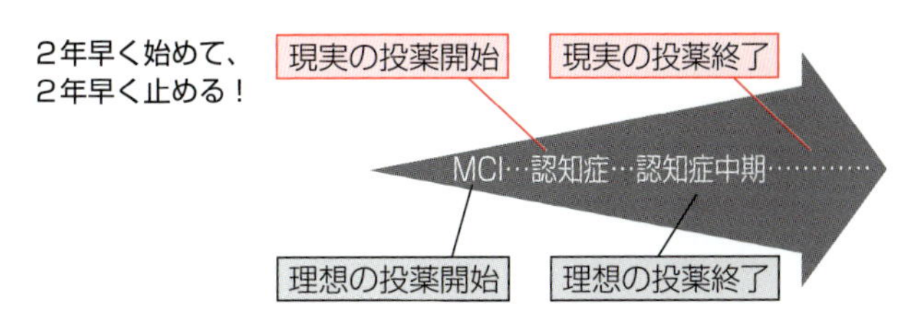

早期治療ほど効果あり．一方，末期になってからの薬の効果はあまり期待できません．

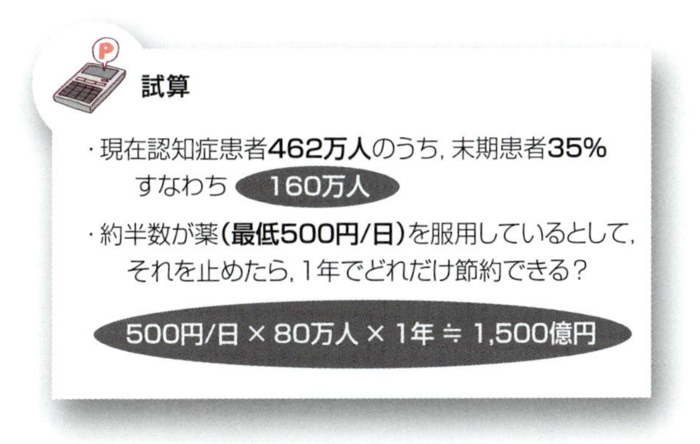

3. 誤嚥性肺炎に注意！

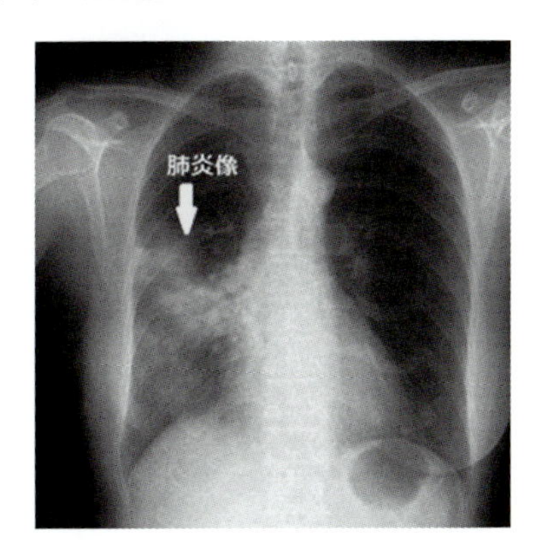

- 認知症が進むと，食事でむせるようになり，微熱が出るようになります．
- これは食べ物が胃ではなく気管支に入り，肺炎を起こしているためなのです．
- 徐々に食物残渣が肺にたまっていくため，急激には発熱しないことに留意すべきです．
- アルツハイマー病患者が末期に差しかかると，まず歩行障害が現れ，次に嚥下障害が出てくるのが一般的です．

4．認知症で寝たきりになった場合，経管栄養による延命は避けるべき！

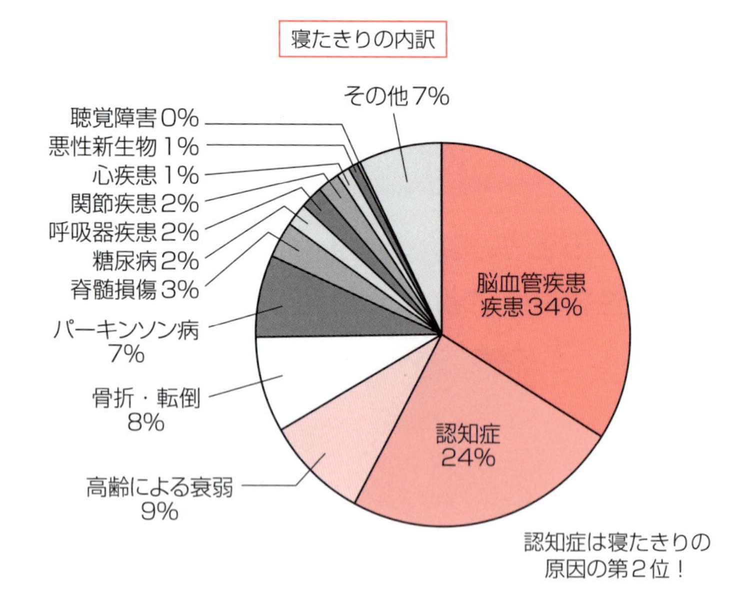

胃ろうなどの経管栄養をつくった後には，もう引き返すことはできません．1か月に50万円くらいの費用がかかります．国に7～

9割負担してもらうのですが，1,000兆円の借金があるわが国にその体力は残っているのでしょうか？

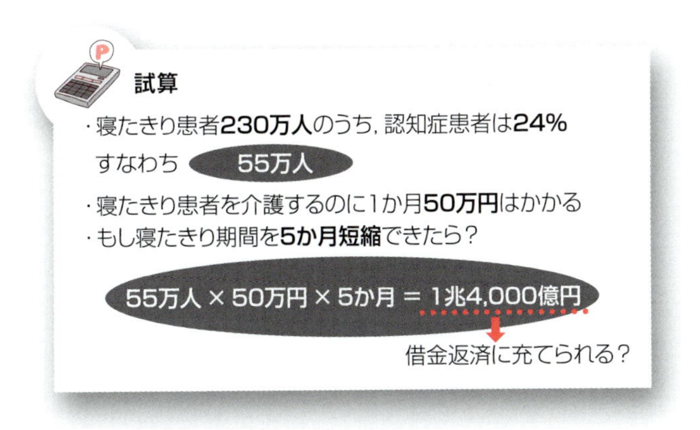

5．お金の心配があるなら，成年後見制度も！

成年後見制度の分類

・後見相当：自己の財産を管理・処分することはできない
・保佐相当：自己の財産を管理・処分するには常に援助が必要
・補助相当：自己の財産を管理・処分するには援助が必要な場合がある

認知症の患者さんは記憶力，判断力が低下しているので，お金のトラブルに見舞われやすく，備えなければなりません．

成年後見制度とは，認知症や精神上の障害により判断力が十分できない人が不利益を被らないよう家庭裁判所に申し立てをして，その人を援助してくれる人を付けてもらう制度です．

6．BPSD がひどいときは BPSD 対応の専門病院も！

緊急対応が必要な BPSD
対応が困難な BPSD が毎日起こる．
夜間に出現し，介護者の睡眠が取れない．
介護者の健康状態が悪く，入院が必要である．
現状の生活を 1 か月以上継続できない．
1 か月以内に事件や事故が起こる可能性やその疑いがある．

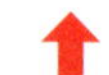

ひとつでも当てはまったら
一刻も早く対応すべき！

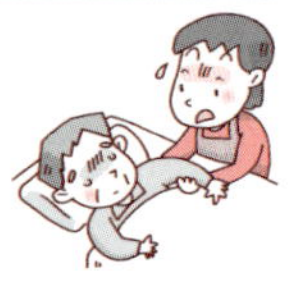

専門病院とは認知症指定病院（認知症疾患医療センター）または精神病院です．入院後に安定したなら，再び在宅または施設入所となります．在宅を続けるなら，強い精神安定剤で鎮静することもやむなしといえます．

認知症が進んだ時注意することは？

これだけは覚えておいて!!

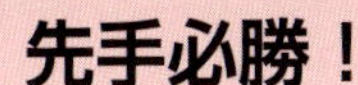

その1　治療から介護へ!!

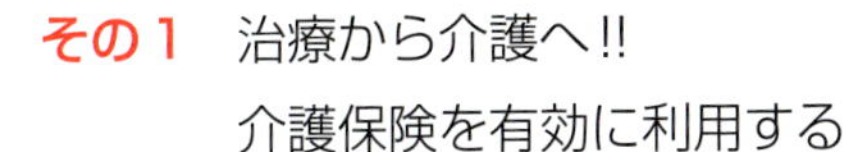

介護保険を有効に利用する

その2　合併症に備える!!

・肺炎　・運動障害　・転倒，骨折
・摂食障害　・問題行動　・無気力

その3　入所も考慮する!!

その4　成年後見制度も!!

参考例 ⑫ 経管栄養により寝たきりのまま生き延びてしまった末期アルツハイマー病の一例

84歳，男性．妻と２人暮らし．

79歳時，もの忘れがひどいため，妻に伴われ初診．その前年まで車の運転はしていた．認知機能，画像検査でアルツハイマー病に矛盾のない所見が得られたため，ただちに治療開始．

１年ほどは落ち着いており，できる限り歩くことを指導していたが，徐々に無気力（無為）となり，歩かなくなる．アルツハイマー病Ⅲ期．

80歳時，誤嚥性肺炎を発症．総合病院に緊急入院．２週間ほど絶食の処置が取られ，以後摂食不能，寝たきりとなる．主治医より，「胃ろうを入れないと，死んでしまいますよ」といわれ，妻は承諾．

２か月後老人病院に転院し，現在も落ち着いた寝たきり状態を続けている．週２回見舞いに行くが，まったく反応のない夫をみて暗い気持ちになるという．入院費は月23万円で，年金に２万円ほど足して支払っている．今後のお金のことも気になりはじめ，胃ろうを入れるべきではなかったかと，自問自答の日々を送っている．

Point

● このような症例のため，家族ばかりでなく国家経済も圧迫されるという現状を考えると，

1）患者は元気で病識のあるうちに，延命拒否の意思表明書を作っておく．

2）医者は胃ろうを提案しない．

3）家族も拒絶する勇気をもつ．

4）終末期の施設を増やすなどの取り組みもこれからは必要．

参考例 ⑬ 詐欺および子どもの相続争いに巻き込まれた一例

86歳，女性．65歳時夫を亡くし，以来ひとり暮らし．長男家族は近くに在住．長女は他県に嫁いでいる．

82歳時よりもの忘れのため定期通院．アルツハイマー病（Ⅰ期）と診断．表情は穏やか．

84歳時，長女が受診に同伴．被害妄想が激しいと．ある時，自宅でボヤ騒ぎを起こし，その際自宅内を調べたところ多数の羽毛布団が見つかった．長女が問い直してみると，セールスマンにいわれるまま買ってしまったと．「羽毛布団は体によいから文句ないでしょ」と逆切れ．さらに自宅近くの所有地（400坪）を長男に“だまし取られた”ことが発覚する．本人は「訳がわからないまま判を押してしまった」と困惑．長女は「兄はちっとも母の世話をしないのに，土地だけ奪うのは許せない」と憤懣やる方なし．その後長男と長女が双方に弁護士をつけて裁判に発展した．

Point

- 認知症の医療機関にかかっているから，もう安心というわけではない．医療，福祉に加えて司法のネットワークが必要．
- 当症例は，成年後見制度では保佐相当．

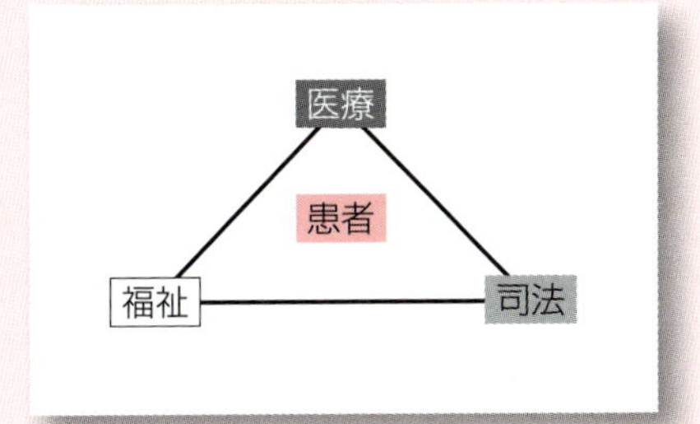

Dr.の極端な意見！

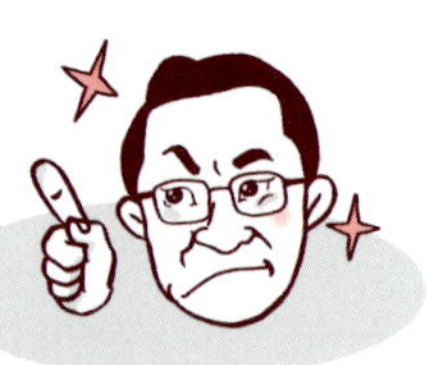

“神経を呼び覚ます治療と寝静まらせる治療”

アリセプト®などの認知症治療薬は，不足してきた脳内の神経伝達物質を増やすために作用します．要するに休んでいる神経細胞に情報を与えて活気づけるように働いているのです．神経細胞に情報を取り入れる元気があれば，記憶障害が改善されるのですが，逆に活発になりすぎて精神過敏になることもあります．せっかく中核症状である記憶機能が改善しても，不穏，抵抗，暴力などの行動障害が現れては元も子もありません．認知症は中核症状と周辺症状（おまけの症状）を別々に分けて考える必要がありますが，認知症治療薬は中核症状の改善を目的に処方されます．その延長で，おまけの症状にも効果が現れるかもしれませんが，逆効果もあり得るのです．

認知症の治療薬は，神経を呼び覚ます方向に働くのが通常ですが，先にも述べたように，周囲が介護に困るのはおまけの症状が強い場合です．これを抑えるためには，むしろ神経を寝静まらせる治療薬が必要なときもあります．いわゆる精神安定剤に属する薬剤です．手のかかる患者さんをおとなしくさせてしまうのです．このように認知症には神経を呼び覚ます治療と寝静まらせる治療を使い分けなければならない場合があるのです．一方の治療が他方の妨げになることも覚悟しなければなりません．

最近，認知症の患者さんに安定剤を投与したのが原因で，患者さんが転倒することが問題になることがあります．神経を寝静まらせる治療をやりすぎた結果の事故です．これが訴訟にまでつながるご時勢で，われわれは恐る恐る安定剤を処方するのです．しかし認知症の患者さんの家族を追い込めるのはおまけの症状なのですから，神経を寝静まらせる治療も必要（悪？）と思います．

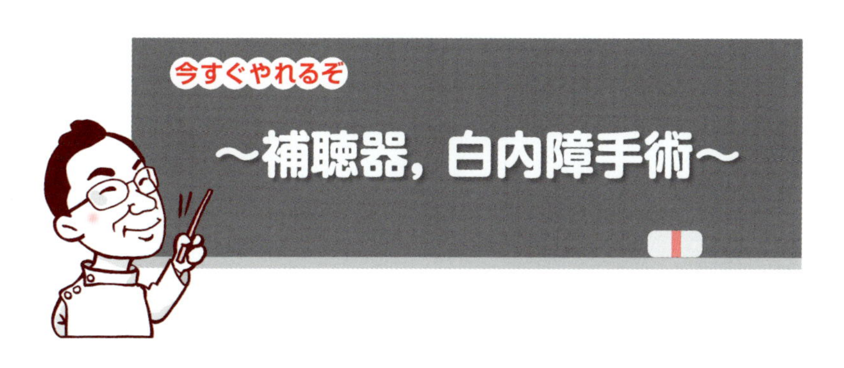

歳を取ると耳，眼，足腰が老化していくのは仕方ありません．脳もこれと同じで，認知症も老化現象なのです．したがって認知症の患者さんが難聴や視力障害を合併するのもよくあることです．一般に認知症は治りませんが，補聴器で難聴をカバーし，白内障手術で視力を回復することは可能です．聴力や視力は大脳皮質と連絡しているので，これらの刺激を増やせば，大脳皮質の病気である認知症にもよい影響を与えるのではないかとの期待もあります．

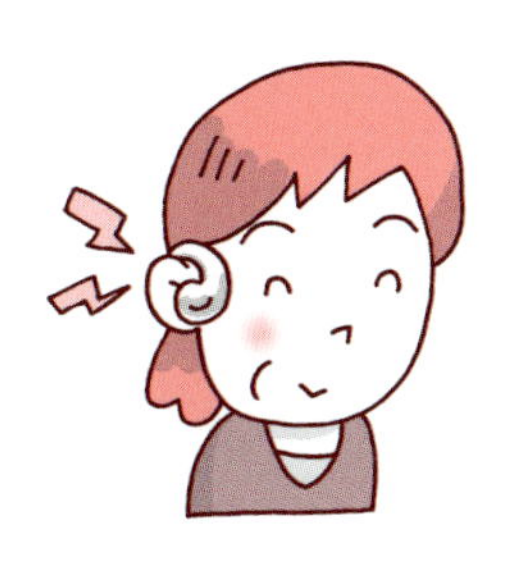

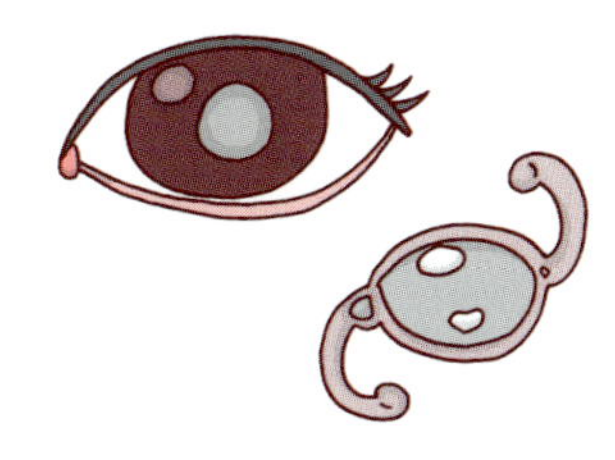

Ⅷ．認知症によい生活習慣は？

認知症の発症または進行を予防する養生法をまとめておきたいと思います．ネットやテレビなどでも盛んに宣伝されているテーマですが，少し私なりに寸評を加えました．

私としては，基本的には一に食事，二に運動，三が薬の順に大切と思っています．いくら薬を飲んでいても，一・二がダメでは悪化していきます．また少し医学的に難しい話をすると，大脳辺縁系を守り，前頭葉を元気にする生活スタイルに気をつけるべきです．『第Ⅳ章 どのような認知症がダメか』で述べたように，情緒不安定と意欲低下の強い認知症が困るわけで，そのために大脳辺縁系と前頭葉の管理が大切なのです．そのようなつもりで，以下を学んでください．“認知症時代”のよい生活習慣を身につけましょう．

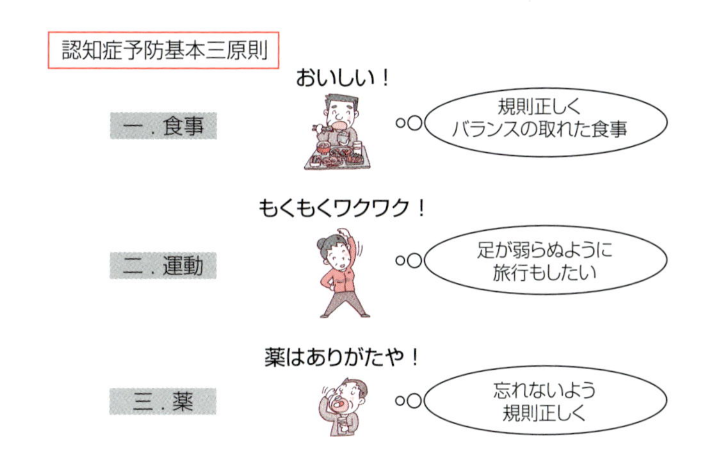

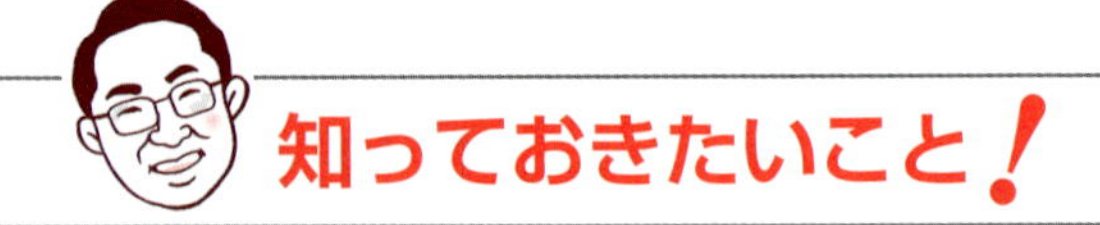

1．魚，豆，野菜が豊富な日本食は，認知症予防の食材である！

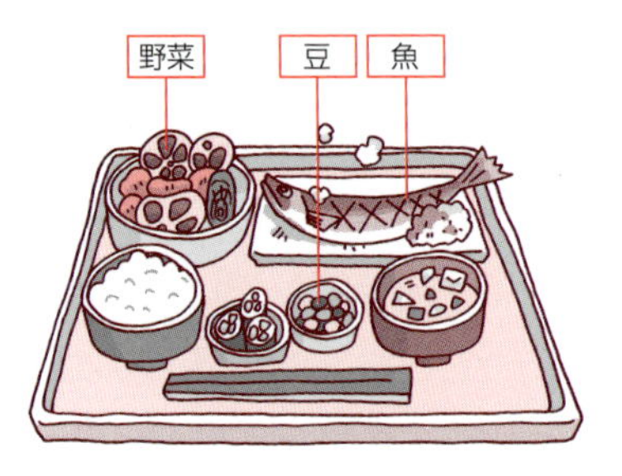

・肉より魚，豆

魚のEPA・DHA，豆の植物性タンパク質・レシチンは認知症に有効.

・お菓子より果物

同じ糖質でも自然食品である果物がよい. 果物にはビタミン，ミネラルもいっぱい.

2．エゴマ油，アマニ油は認知症を予防する植物油！

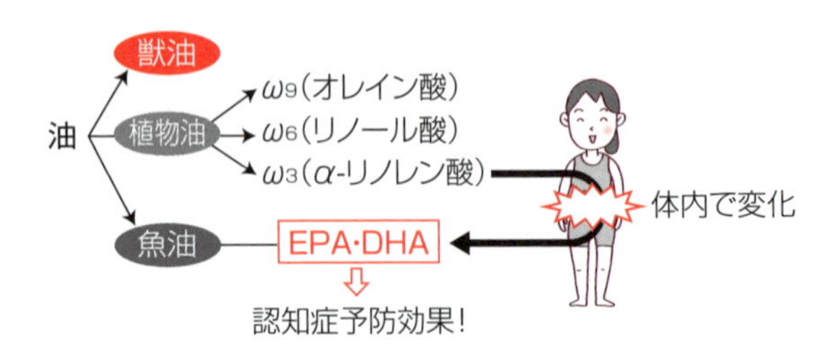

魚油のEPA, DHAが脳の神経細胞を柔らかくすることが知られていますが, エゴマ油やアマニ油といったオメガ(ω)3系の植物油に含まれるα-リノレン酸は体内でEPA, DHAに変わります.

3. アルコールも少量なら認知症を半分に減らす!

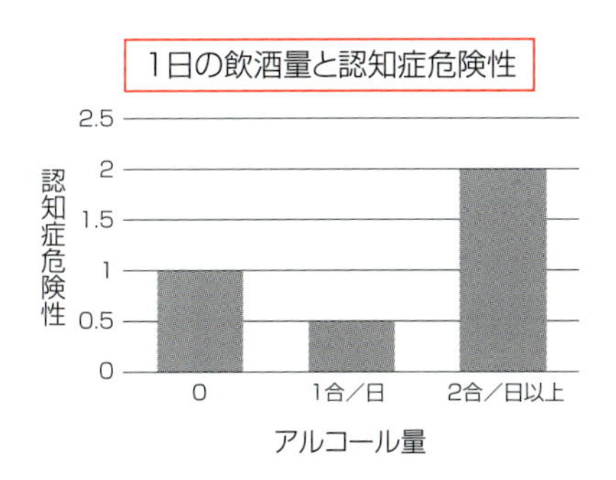

日本酒なら1合程度, 欧米ではワイン3～4杯(グラス)で認知症になる可能性を減らすといわれています. しかし, 多量の飲酒はむしろ悪化させますからご注意ください.

4. なにを食べたいかを願う気持ちが大切!

脳の活性化 その1
願う
脳の活性化 その2
かなえる
今日の夕食は 寿司が食べたいなー
幸せ!

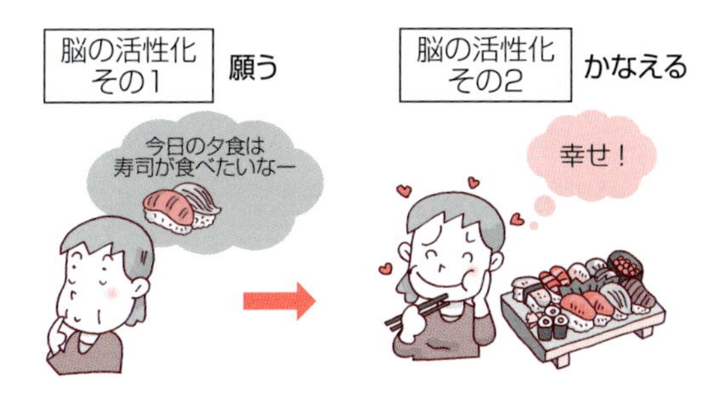

「肉より魚, 豆」「お菓子より果物」「エゴマ油やアマニ油は脳によい」「少量の酒も脳によい」などは参考意見であり, 『自分が今日

(近いうちに) なにを食べたいか』を考えて, この願いをかなえることが脳にとってもっとも大切です. 願って (目標をつくる), かなえる (目標を達成する) ことは前頭葉を活性化します. そして待望の食事を「おいしい」と感ずることは大脳辺縁系も元気にするのです.

5. 認知症予防には散歩がおすすめ！

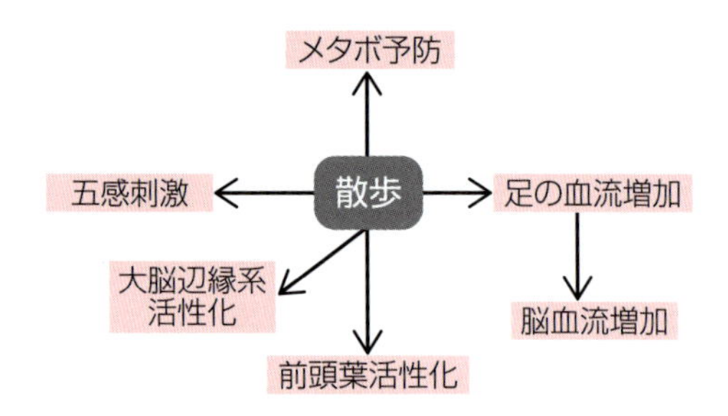

運動をつかさどる脳は前頭葉です. 歩き終えて目標を達成することも前頭葉の活性化になります. 散歩中は無心になれるから, 大脳辺縁系も癒されます. また歩くことで足の血流が増え, 脳に血が回りやすくなります. 散歩で五感も鍛えられます. 景色を見る, 香りを嗅ぐ, 流れてくる声や音楽を聞くなど. 散歩でメタボ改善も図られます.

6. 旅行は最高の認知症予防！

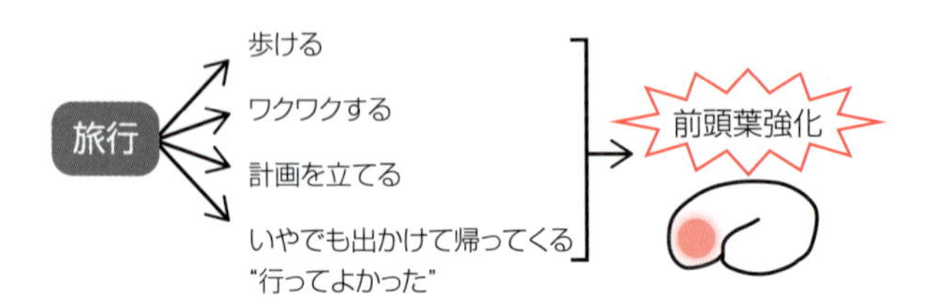

旅行は散歩の延長で，よりいっそう効果的です．面倒臭くても出かけ，「やっぱり行ってよかった」と思って帰ってくることは，前頭葉を非常に元気にします．旅先で美味しい物を食べ，楽しい気持ちになることで大脳辺縁系も癒されます．

7．右脳を強化すれば認知症は減る！

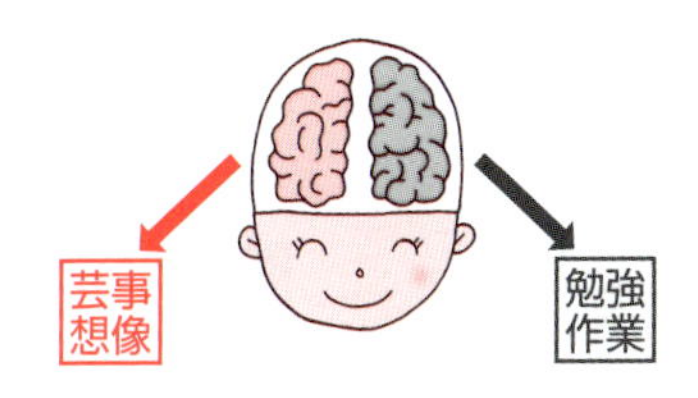

右脳は大脳辺縁系に優しいのです．右脳の強化は，大脳辺縁系にも好影響をもたらします．大抵の人の仕事は左脳を使うため，仕事がなくなると縮んでいきます．そこで，左脳に代わり，伸びる余地のある右脳を鍛えましょう．右脳は，自由に好きな事を楽しむ行為で強化されます．

右脳を鍛えるには？

- 想像
- 芸事（絵，音楽など）
- 俳句
- 旅行，料理
- ストレッチ
- 瞑想

8. 仕事を辞めると，脳の半分が空になる！

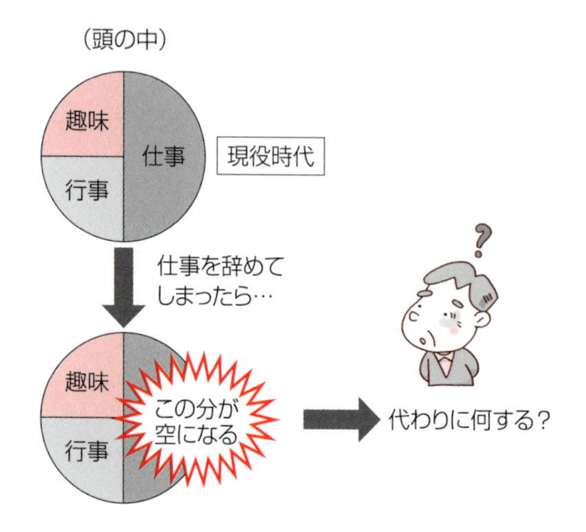

現役のころ，脳の半分は仕事（家事）のために使われていたはずです．これがぽっかりなくなってしまったら，呆けて当たり前ではないでしょうか．なにか仕事をつくり，ヒマをつくらないことが大切です．ちょっと辛くても仕事をつくってやり遂げるためには，前頭葉の鍛錬が必要です．褒美（お金）がついているのなら，なお効果的です．

認知症によい生活習慣は？
これだけは覚えておいて!!
認知症は
生活習慣病

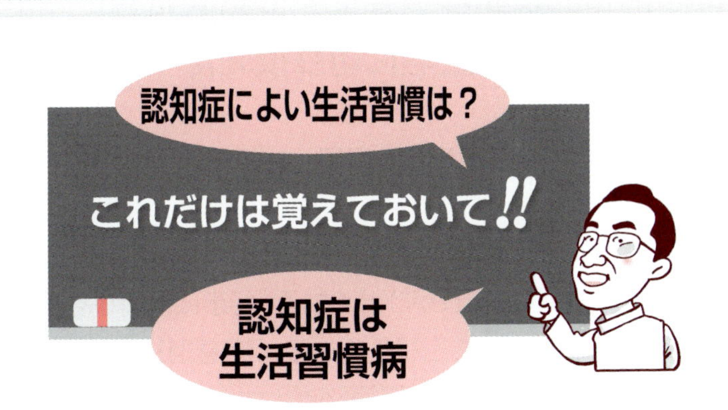

その１　散歩，食事!!
その２　右脳生活!!
その３　仕事をつくる，ヒマをつくらない!!

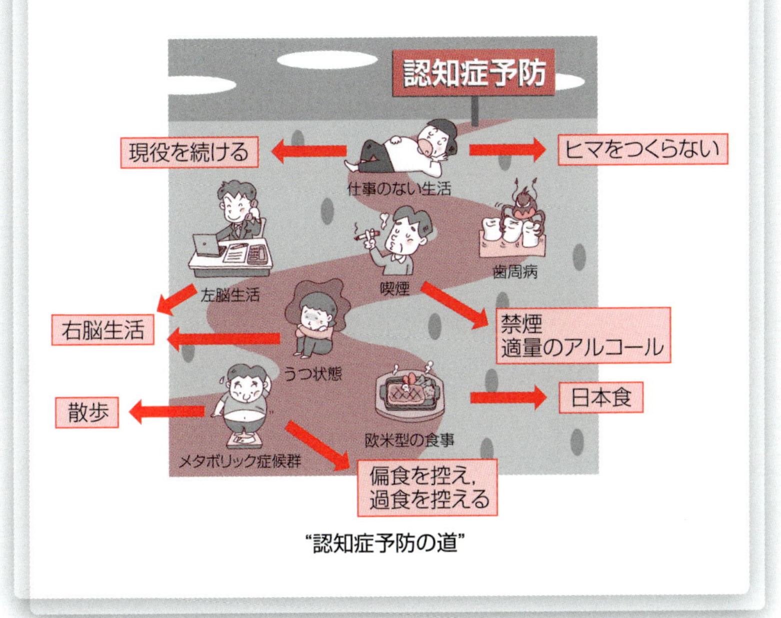

“認知症予防の道”

参考例 ⑭ 認知症であることがわかり，右脳生活に切り換えた一例

77歳，男性．妻，長男家族と同居．中学校の教師を60歳まで続け退職．

趣味はゴルフ，映画だったが，いまは行っていない．

73歳ごろからもの忘れがひどくなる．行事に参加しなくなり，家でゴロゴロしていることが多くなる．75歳時に総合病院にてアルツハイマー病初（Ⅰ）期の診断を受け，ドネペジル（アリセプト®）の服用が始まる．

認知症と告知されたのを機にライフスタイルの改善を計る．やめてしまったゴルフの代わりに，グランドゴルフのクラブに入会．途絶えていた映画鑑賞も妻が誘う形で再開した．妻と旅行に出る機会も増えていった．このころはなにもせず家にいることが少なくなる．薬も自ら進んで服用している．

現在まで2年間定期通院しているが，認知機能の低下は認められない．

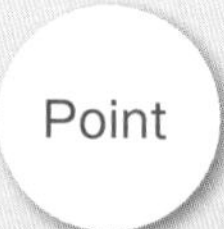

- 事務職，教職，文筆業などは左脳生活．
- アルツハイマー病は左脳生活で生じやすい．右脳生活に切り換えるとよい．
- 趣味の再開を．趣味は好きだからやっていたわけで，好きな事は右脳を活性化する．

Dr.の極端な意見！

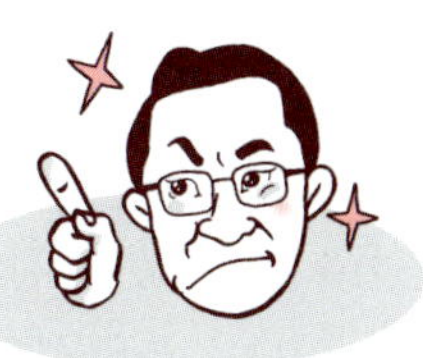

“高齢者がひとりで暮らすにはなにが必要か？”

高齢者の独居（または２人暮らし）が増えています．認知症患者も例外ではなく，入所の方向へ調整していくにしても，できる限り長く自宅に住んでいたいという気持ちも当然です．食事の心配を除けば，自宅での生活はいかなる老人ホームよりも居心地がよいものです．そこで，ひとり暮らしのための心得を考えてみました．

まず挙げられるのが，高齢になっても独居していけるような住宅設計や改修の積極的推進です．高齢者の転倒，骨折は家の外より内のほうが多いといわれます．骨折して寝たきりになってからでは手遅れです．座りきりに近い状態でも，何とか暮らせるような住宅設計を考えるべきです．やや地味で画一的になってもよいので，高齢者対応住宅の普及が望まれます．住宅の改修も早めに行うべきです．①バリアフリー（段差をなくす）②手すりの設置（転倒予防）③車いす移動が楽にできる空間（トイレ，お風呂，廊下など）④防火，防犯対策（火事，空き巣，不審者の侵入などに備える）などに気をつけてください．せっかく暮らしやすい環境を整えても，動けなくなっては元も子もないので，運動訓練に励むのは大前提です．

次に介護保険の拡大も必要と思います．これからの高齢者は多種多様でわがままになるでしょうから，これまでの介護保険のような堅いしばりは取り除いて，かなり自由度の高い介護制度にするべきではないでしょうか．昔の家政婦さんのような存在も必要になってくるでしょう．現在のような保険制度に縛られたヘルパーではなく，もっと柔軟な支援体制が必要だと思います．

老人が病気で入院するのに，家族がいつも側に付き添うわけにはいかないのが現状です．家族が側にいない場合，手続きを患者自身が行うとするなら，とても対応できないでしょう．認知症の高齢者の場合，まったくお手上げの状態になります．また入院生活も，家族が援護しなければならないというのが建て前ですが，物理的に困難な環境の家族も増えていくでしょう．病気になる前からの専属のヘルパーが，入院後も話し相手も兼ねて付き添い，いろいろと雑用もこなしてもらえば安心なのです．もちろんその費用をすべて介護保険で賄うことは無理なので，足らない分は自己負担になります．24時間常に付き添うのではなく，1日のうち何時間かを契約するのです．オプションのたくさんついた柔軟な介護保険制度が近い将来望まれます．

子どもと別居して暮らしていく可能性のある人の場合，まずは老後に備えた自宅の改修と介護保険内外の介護サービスを積極的に考えることをお勧めします．もう少し先でも構わないだろうとタカをくくっていると，手遅れになってしまうこともあります．老後の準備は案外手間がかかるものです．

高齢者の住まいの現状

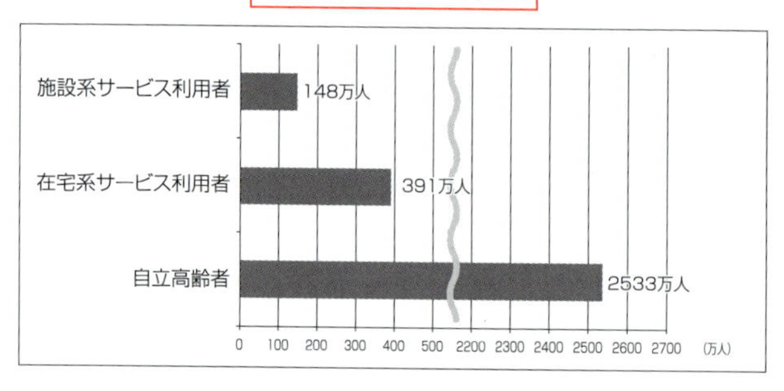

高齢者の暮らしの形態

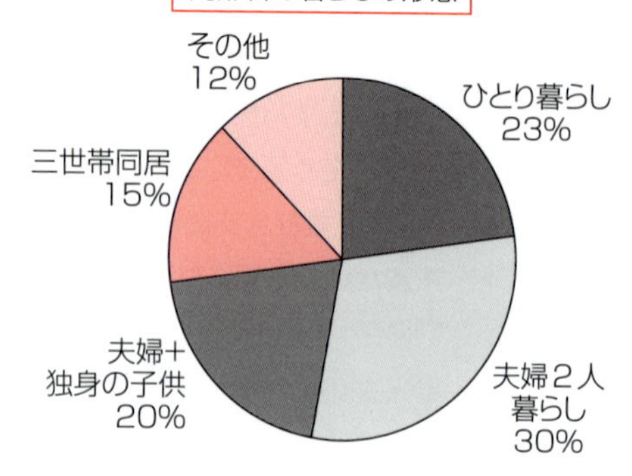

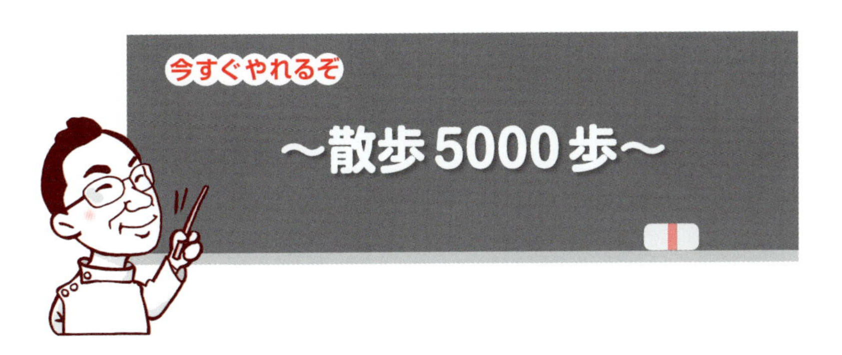

5,000歩あるくと認知症が3分の1に減ります．どうせなら散歩を．

大体10分あるくと1,000歩なので，1時間も歩けば合格．

1時間が無理なら，30分ずつ2回に分けてはどうでしょうか．週に2日くらいはさぼってもかまいません．メタボがあるならもう少し（1日8,000歩くらい）．

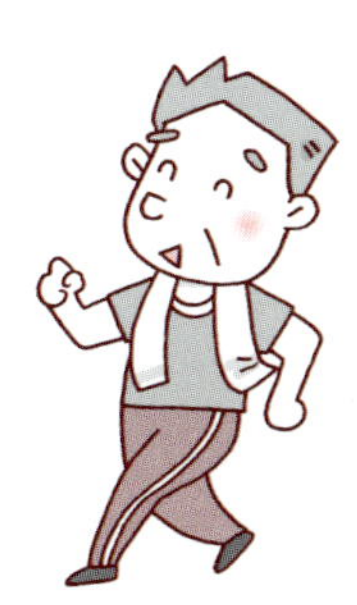

週に5日，1日1時間歩こう

Ⅸ．認知症によい訓練は？

「脳トレ」という言葉があります．一般にリハビリとは身体のレベルアップを目指す「筋トレ」のことをいいますが，認知症には脳トレも必要です．筋肉といってもたくさんあり，どの筋肉を鍛えるかが重要ですが，脳の場合も更に多様です．合理的な脳トレとして，私は大脳辺縁系と前頭葉に狙いを定めて訓練するのがよいと思います．大脳辺縁系が落ち着いている時，脳内にセロトニンという神経伝達物質が分泌されて情緒が安定されます．一方，前頭葉が元気な時，ドパミンが分泌されて気力，意欲が向上します．アルツハイマー病では，記憶を伝達するアセチルコリンの不足が注目されていますが，セロトニンやドパミンの不足も大問題なのです．

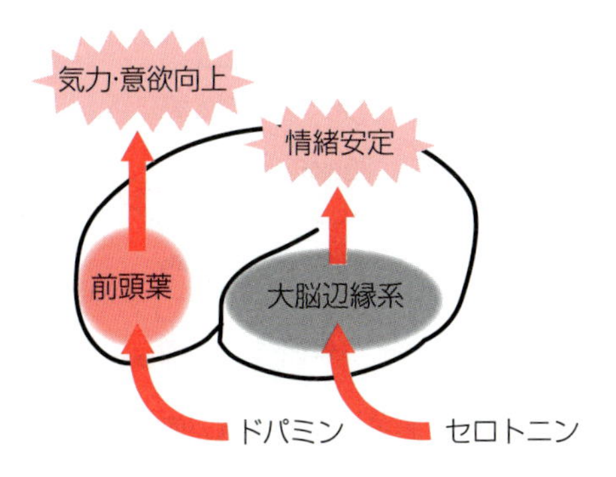

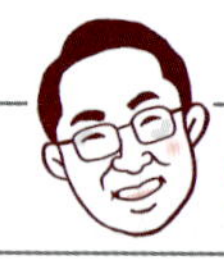

知っておきたいこと！

1．大脳辺縁系を元気づけることで情緒安定！

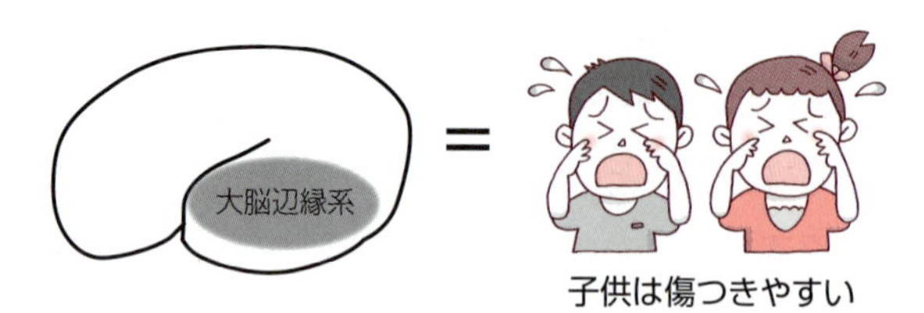

大脳辺縁系は子どものような脳なのです．

アルツハイマー病は大脳辺縁系の病変から始まります．大脳辺縁系は記憶だけでなく，情緒も司ります．記憶も大切ですが，情緒はもっと大切なのです．家庭生活を破綻させるような問題行動（BPSD）は情緒不安定に起因します．

2．前頭葉が鍛えられると意欲が向上する！

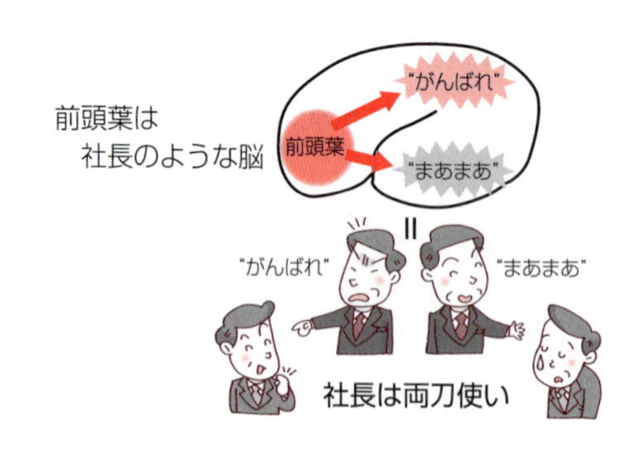

新しい事を取り入れようと努力する気持ちは前頭葉から生じま

す．前頭葉は脳のリーダーなので，前頭葉が働かないと脳全体が機能停止します．前頭葉は会社の社長と同じで，脳全体には厳しく，大脳辺縁系には優しいのです．前頭葉が元気なうちは，記憶障害がひどくても前向きになれます．

3．日記を続けることで前頭葉，大脳辺縁系とも鍛えられる！

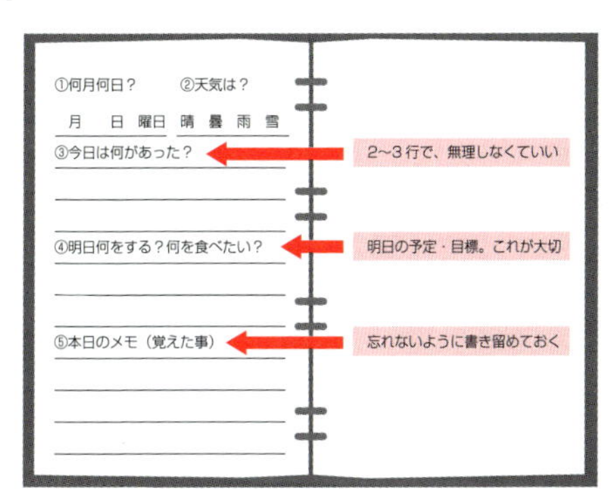

日記で今日１日を思い出すのはまさに近時記憶で，大脳辺縁系の訓練になります．アルツハイマー病患者はこれが苦手なので，簡単に無理せずに行うことが大切です．面倒でも続ける，予定を立てることで前頭葉が鍛えられます．日記を続けられなくなった時が，薬の止め時（？）かもしれません．

4．昔話（回想）は，アルツハイマー病では得意分野だから自信回復！

認知症の患者さんは自信を喪失しています．しかし昔話は覚えているので，「昔はよかった」と振り返ることで大脳辺縁系が強くなります．あのころの活力を思い出し，また頑張ろうと思うことで，前頭葉が元気になります．

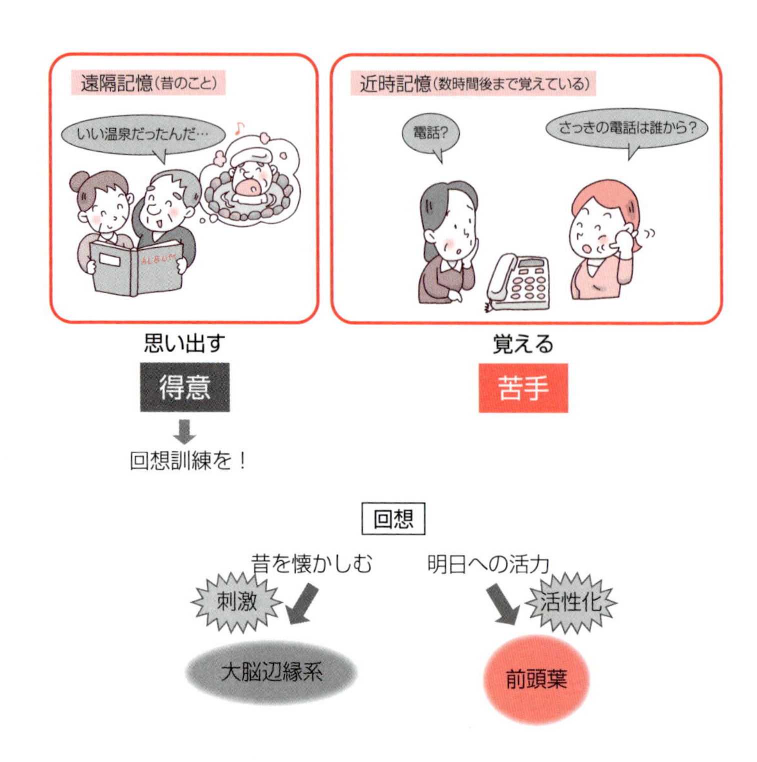

5. 単純作業は大脳辺縁系を休める!

単純作業
もくもく
無心!
続けているうちに,
ストレスも忘れる
ワクワク
達成!
よい作品ができた
上手にやれた

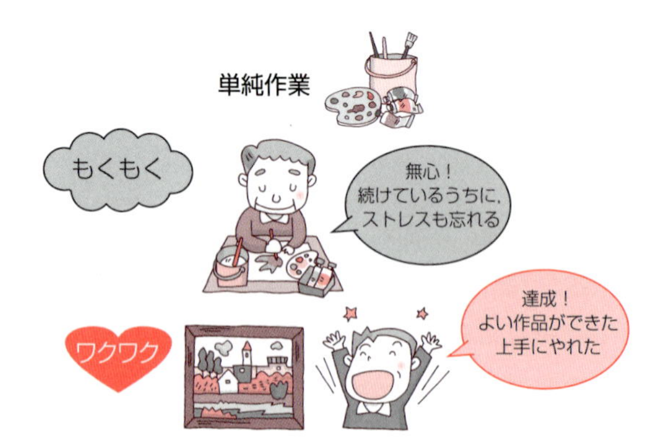

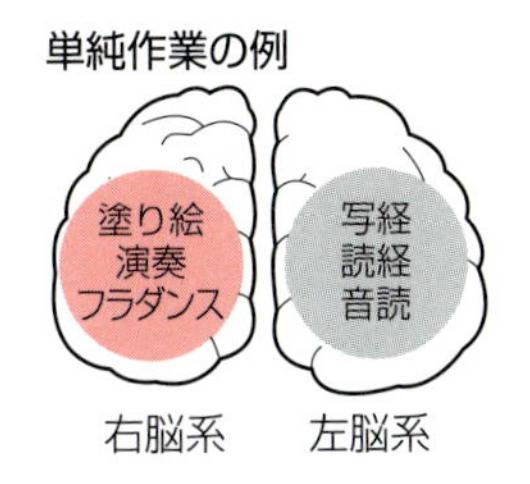

コツコツと同じ単純作業を続けると心が鎮まります．簡単な課題を続けるのがいいのです．続けているうちに無心になれます．情緒不安定なら単純作業から始めるとよいです．やり終えたときや作品をみんなに観てもらうとき，前頭葉が元気になります．

6．大脳辺縁系を癒すためには受身の訓練もよい！

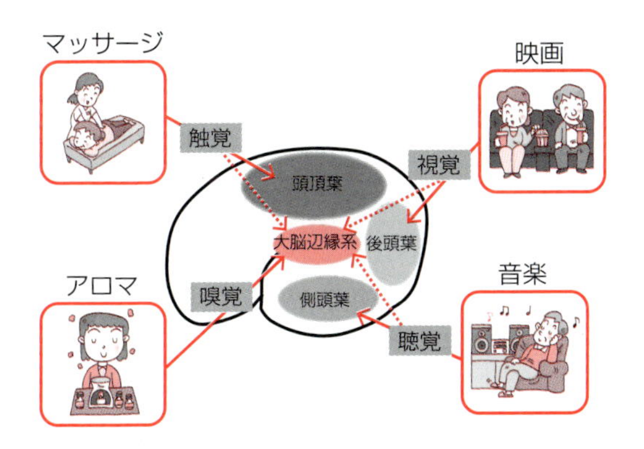

マッサージ，アロマ，映画を観る，音楽を聴くことで快い気持ちになることから，大脳辺縁系が癒されます．これらはすべて受身の行為ですが，それぞれ大脳の各部を刺激するほか，大脳辺縁系に好影響を及ぼします．

映画は観るだけでなく感想を語り合う（発表する），音楽は聴くだけでなくいっしょに合唱するなどをすれば前頭葉も鍛えられます．

7. ペット!

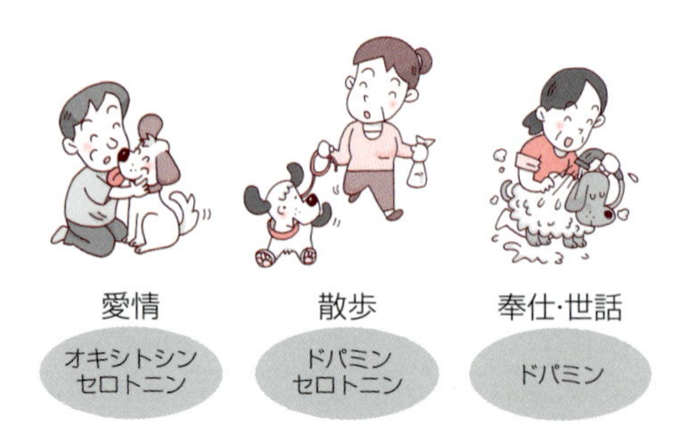

ペットは，脳内にいろいろな伝達物質を増やしてくれます．

「愛おしい」という感情は脳内にオキシトシンという物質を分泌させ，セロトニン分泌につながります．セロトニンは，ペットと楽しく散歩することでも分泌されます．無事に散歩から帰り１日の日課をこなすことで，ドパミンも分泌されます．「世話してあげたい」という気持ちはドパミン分泌を引き起こし，前頭葉も活性化されます．「役に立ちたい」と望んでいる認知症患者にとって，ペットは非常に有用な訓練対象といえます．

認知症によい訓練は？

これだけは覚えておいて!!

大脳辺縁系と前頭葉に着目

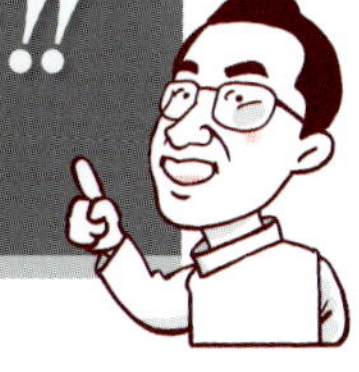

その１　大脳辺縁系を落ち着ける訓練!!

＝情緒を安定させる訓練

・単純作業　・回想　・音楽　・映画

・マッサージ（タッチング）　・アロマテラピー

・座禅　・毛筆　・ペット

その２　前頭葉を元気にする訓練!!

＝意欲を向上させる訓練

・散歩，旅行　・日記　・作品，発表

・料理　・ゲーム（チームで）

参考例 ⑮ 拒絶が強い患者を適切な訓練で前向きな姿勢へ導いた一例

82歳，女性．夫，息子の3人暮らし．60歳定年まで百貨店勤務．犬を2匹飼っている．

10年前よりもの忘れあり，徐々に進行．3年前（79歳時）夫に連れられ初診．その時点で進行したアルツハイマー病（中期）であることが発覚．ガランタミン（レミニール®）を処方し，デイサービスでの脳トレを薦めるが，本人「犬がいるうちは行きたくない」と拒否．

夫も初めは訓練に消極的だったが，進行していく妻に危機感．ケアマネジャーと協調して強制的にデイサービスを開始する．「家に帰る」と言い張る患者さんに，簡単な塗り絵や単純計算をしてもらう（元の職業歴より飾ることや計算が得意だったから）．少しずつ慣れてきて情緒が安定．通所者になじめるようになったころ，皆の前でスピーチ，合唱をしてもらう．これも客と接する感覚を思い出す効果があり，積極性が徐々に向上した．

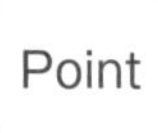

- 初めはお尻を押すことも大切．
- 拒絶の強い例には，まず大脳辺縁系を落ち着けることから．
- 落ち着いてきたら，前頭葉の強化も．
- 昔の職業や趣味の延長上にある訓練が受け入られやすい．

Dr.の極端な意見！

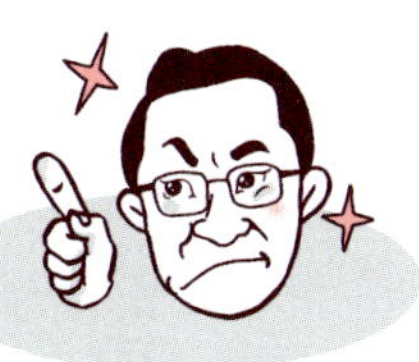

“もくもくワクワク”

私は「もくもくワクワク式認知症進行予防」を提唱しています．最後にこれを紹介したいと思います．これまで“大脳辺縁系と前頭葉に着目”，“セロトニンとドパミンの脳内分泌が必要”という話をしてきました．そのために「もくもくワクワク」が大切なのです．

「もくもく」とは，その場に留まって無心でひとつのことをやり続ける行為を指し，そのようなときに脳内ではセロトニンが分泌されます．セロトニンは情緒を安定させる物質で，大脳辺縁系を守ることにつながります．それによりBPSDの引き金になる情緒不安定状態を整えるのです．「もくもく」作業として，単純作業，座禅，写経，読経，音楽，料理，フラダンスなどが挙げられます．

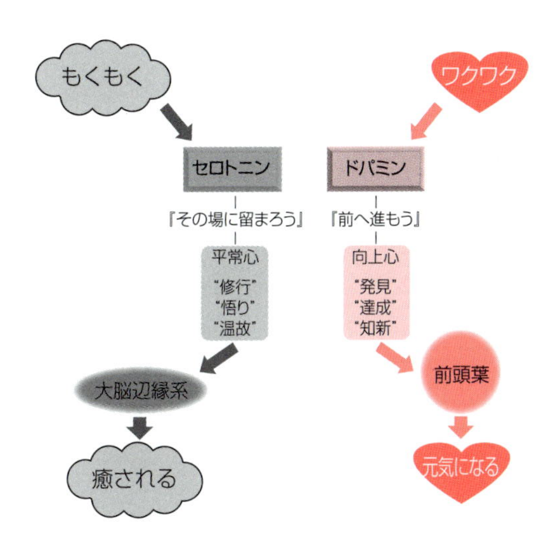

「ワクワク」とは，目標を定めてそれを達成する，それを楽しみに待つ行為で，そのようなときにはドパミンが脳内で分泌されます．ドパミンは意欲を高める物質で，前頭葉を元気づけることにつながります．脳全体のリーダーである前頭葉が元気になると，脳全体が活性化します．「ワクワク」行動として，散歩，旅行，発表，競争，計画，世話などの行為が挙げられます．

先に述べたように，認知症で厄介なのは情緒不安定のため問題行動が激しい例，無気力のため周りの勧めに背中を向ける例だと思います．情緒不安定な認知症患者はもくもく作業を，無気力な認知症患者はワクワク行動をやってもらうのがよいでしょう．もの忘れがひどく周りの足を引っ張っても，ニコニコと努力する認知症患者は，皆から好かれるものです．そのために，「もくもくワクワク」を参考にしてください．

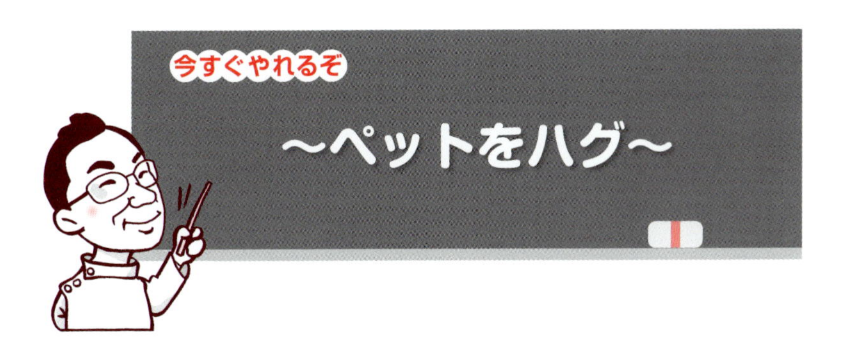

「恋をすること」は若返りにつながります．「愛おしい」「この人のためなら」という感情は，脳内にオキシトシンという物質を増やします．オキシトシンはセロトニンの分泌を促進し，認知症を予防します．

恋人がいなければ，恋人の代わりにかわいいペットをハグしてください．

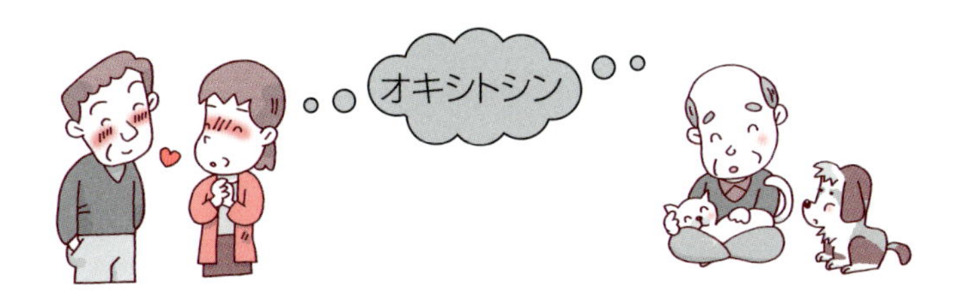

X. 介護サービスを受けるには?

いままでは主に認知症に対する医療系の話をしてきましたが，忘れていけないのが介護保険制度と介護サービスの知識です．認知症において，どちらが重要かといえば医学より福祉といわざるを得ません．介護保険は，心身の状態が低下した高齢者が何とか家庭での生活を維持するため，国がいろいろ援助してくれる制度です．平成 12 年に介護保険制度が生まれたとき，私も十分この制度を理解できませんでしたが，いまでは高齢化，核家族化の強いわが国にとって不可欠と思っています．介護サービスが受けられるのに取らない老人は，国の負担を減らすため頑張っているのでしょうか？　そうではなく，介護保険の仕組みや目的を理解していないからです．介護サービスを受けるようになると，その有難さが身に沁みるはずです．しかしはっきりいって，介護保険は複雑すぎて，よくわからない制度です．簡単に介護保険制度の勉強をしましょう．

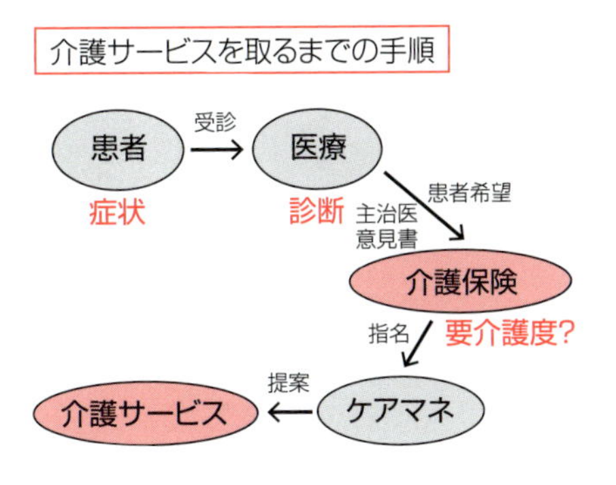

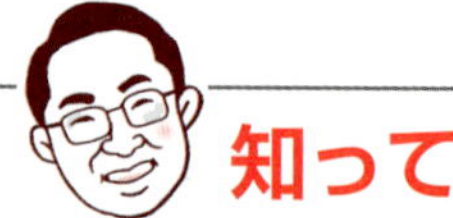

知っておきたいこと!

1．まず医者にかかり，主治医意見書を書いてもらうことから!

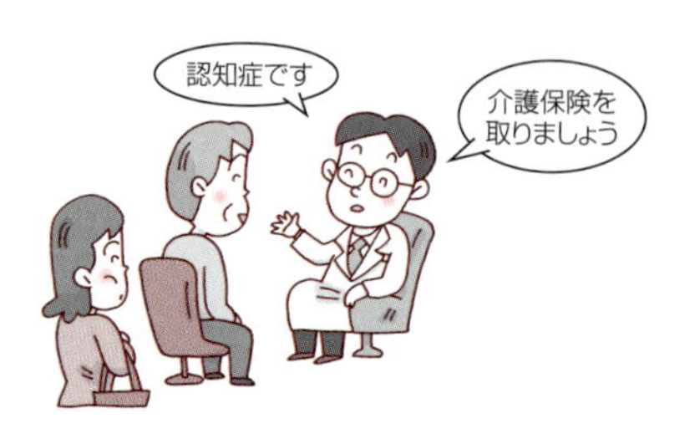

介護保険は福祉が主役ですが，その導入には医者の証明が必要です．医者が診断し，認知症の程度などを「主治医意見書」で証明し，これが認められると介護サービスが受けられます．

患者さんや家族はもとより，医者も介護サービスに無関心である場合もあるので，患者さんのほうから催促してもいいのです．

2．後は市町村の福祉課へ申請するだけ!

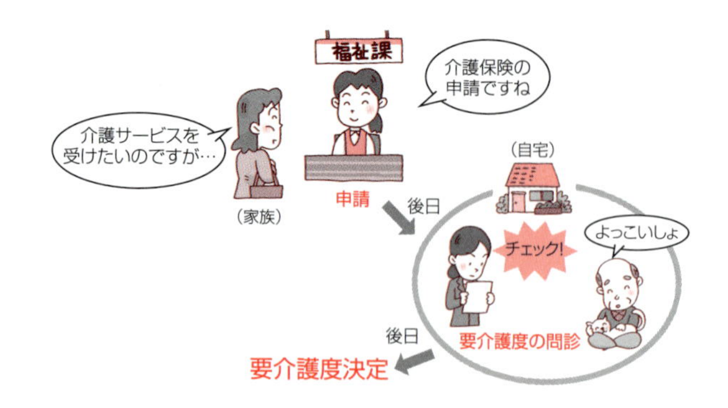

初めの申請だけ行えば，後は自動的に進んでいきます．医者から提出された主治医意見書と市職員による訪問調査の結果を元に，認知症の患者さんへの要介護度が審査されます．そして要介護度が認定されたら，各家庭に文書で送られてきます．

3．要介護度によりサービスの額が違う！

要介護度	身体の状態（例）	受けられるサービスの値段
要支援 Ⅰ・Ⅱ	基本的に日常生活の能力はある． 入浴や家事などに一部介助が必要．	要支援Ⅰ　50,030円 要支援Ⅱ　104,730円
要介護1 （部分的介護）	立ち上がりや歩行が不安定． 入浴や排泄などに一部介助が必要．	166,920円
要介護2 （軽度）	起き上がりなどが自力では困難． 排泄，入浴などで一部または全体の介助が必要．	196,160円
要介護3 （中等度）	起き上がり，寝返りが自力ではできない． 排泄，入浴，衣服の着脱などの全体の介助が必要．	269,310円
要介護4 （重度）	排泄，入浴，衣服の着脱など日常生活のほとんどで全面的な介助が必要．	308,060円
要介護5 （最重度）	意思の疎通が困難． 生活全般について全面的な介助が必要．	360,650円

要支援は「予防給付」，要介護は「介護給付」．年金のようにお金で貰うわけではありませんが，それだけのサービス（その額のうち10～20%は自己負担）が受けられます．年金と同じく，40歳以上の国民は元気なうちから積み立てているのです．

4. 困ったときはケアマネに!

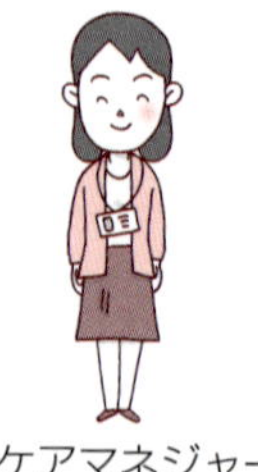

ケアマネジャー

役割

- 要介護度と家庭の状況に応じて必要な介護サービスを計画する.
- 定期的に患者宅を訪問し，状況の変化に対応する.

要介護度が決定したら，市町村の福祉課や医者からケアマネジャー（ケアマネ）が紹介されます．個人的に探しても結構です．医療の主治医と同じで，長い付き合いになるため，気に入らなければ換えてもよいのです．ケアマネの差で大きく家庭介護が違ってきます．

5. いろいろな介護サービスがある!

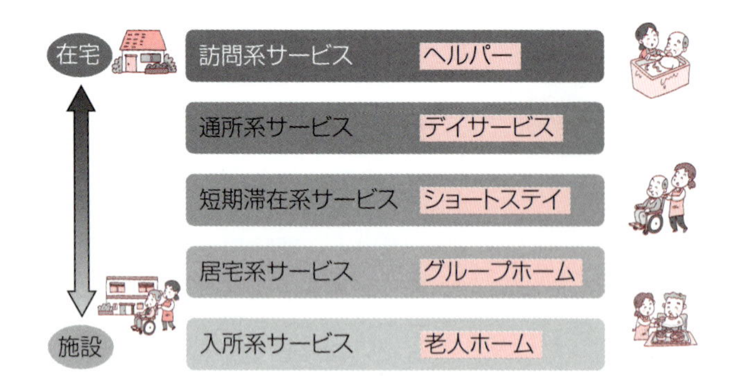

軽いほど上，重篤になるほど下と考えてください．

- 訪問系サービスは，ヘルパーなどが家にきて介護してくれるサービス．看護師・理学療法士が訪問してくれる場合もある．

- 通所系サービスは，患者がデイサービスに行って訓練や介護を受けるサービス．
- 短期滞在系サービスは，数日間泊まって介護を受けるショートステイのサービス．
- 居住系サービスは，認知症患者が共同生活を送れるよう，ヘルパーが常駐して面倒をみてくれるグループホームのような生活形態のサービス．
- 入所系サービスは，老人ホームに介護サービスを組み込んだもの．

介護サービスは，もともと家庭での生活を続けるために生まれた制度ですが，入所してからも利用できるし，必要な制度です．

介護サービスを受けるには？

これだけは覚えておいて!!

次の順で

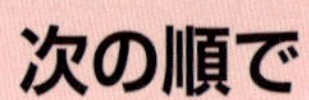

その１　受診!!

その２　主治医意見書!!

その３　要介護度審査!!

その４　ケアマネジャー!!

その５　介護サービス!!

参考例⑯ 介護サービスを受けるのが遅れて困った一例

80歳，男性．妻と2人暮らし．68歳より高血圧で定期通院．

76歳時，軽い左片麻痺を起こし入院．2週間で退院したが，退院後より自発性の低下が目立つようになる．ほとんど外出しなくなり，趣味の切手集めにも興味を示さなくなる．脳MRIで高度な脳軟化が認められ，血管性認知症と診断される．

主治医が，運動訓練のためデイサービスや訪問リハビリを受けられるように介護サービスを勧めるが，拒絶．家庭での妻への依存が徐々に強くなる．

最近妻が脳出血で倒れる．大阪に住む息子が，患者の世話をすることになる．大至急介護サービスの手続きをして，ショートステイに預かってもらう措置が取られたが，息子は営んでいた飲食店を休まざるを得なくなる．

Point

- 認知症の場合，患者の意見ばかり尊重していては，手遅れになることもある．
- 介護者の健康が大切．
- まさかの事態に備えて，できる限り早く介護保険を取っておくとよい．

Dr.の極端な意見！

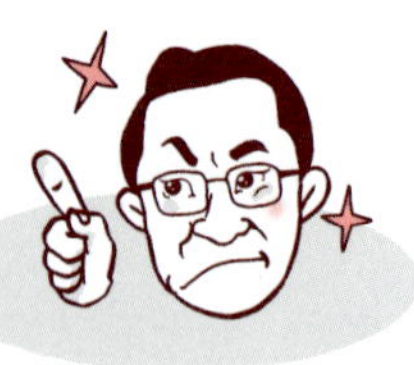

“介護保険についての雑感”

平成12年に介護保険が導入されてから，高齢者医療は激変したといえます．特に認知症を診るうえで，介護保険はなくてはならない制度になってきています．これは数字のうえでも明らかです．平成12年の発足時には要介護認定者が256万人だったのが，平成25年度には584万人にも達しています．現在，わが国の高齢者は3,000万人を越えましたが，約20%が要介護と認められているわけです．しかし介護保険の存在を知らなかったり，内容を理解していない人も多く，実際はもっと多くの高齢者が要介護の状態であることが推定されます．

現在，介護保険によるサービス費用は約10兆円です．介護保険発足時は3.5兆円だったのが，たった15年の間に約3倍に膨れ上がったのです．それだけ有り難い制度であるといえますが，どこまで介護費用は増えていくのでしょう？　そのうち限界に達する可能性もあり，早いうちに介護保険を取っておくのが得策のような気にもなってきます．

ところが，要介護認定を受けてもサービスを受けない利用者もみられます．584万人の要介護認定者のうち，102万人がサービスを受けておらず，これは年金を放棄するようなものともいえます．年金を辞退する人はいないのに，介護サービスは受けないというのはどうしてでしょう？　認知症が重症化すると，介護サービスを用いずにはいられなくなるのですが，軽度のうちは適当なサービスに出会わないからではないでしょうか．

しかしここで考えてもらいたいのが，「国家財政」という大きなテーマです．要介護度が増すに従い，支給される介護費用は増額していきます．現在，要介護患者のうち軽度例（要支援）が全体の30%で，重度例（要介護3～5）が35%を占めます．もし軽度例が10%増えて40%，重度例が10%減って25

%であったら，介護費用は大きく削られることになります（年間少なくとも5,000億円は少なくなります！）．そのためには軽度例に対する介護サービス，すなわち予防を充実して，できる限り長く軽度の状態に引き止めておくことが大切といえます．患者も行政もこの点を重視すべきと強く思います．

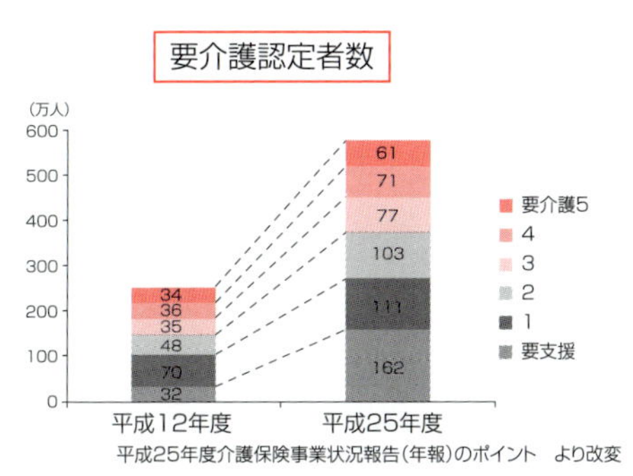

介護保険制度発足時(平成12年度)から現時点で2倍以上に増加

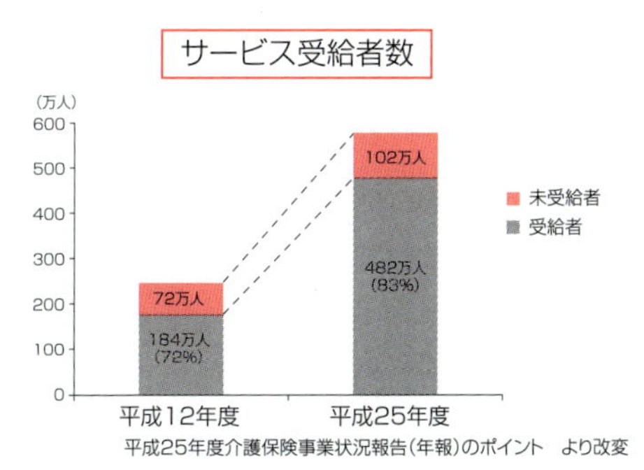

現時点でも介護サービス未受給者は100万人以上(20%弱)にのぼる

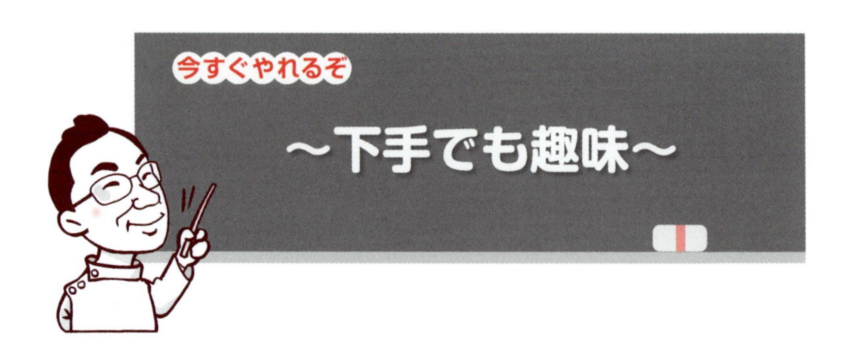

～下手でも趣味～

意味もなく生きるのはいけません．趣味は好きだったから熱中していたわけで，その感情を少しでも呼び戻しましょう．ヘタになったからといって逃げずに，もう一度あのころの喜びを味わいましょう．無心で趣味に取り組んでいると，脳内にセロトニンが分泌されます．また楽しいことをしてウキウキする気持ち，上手になろうという気持ちは，ドパミンを増やします．趣味が仕事なら，死ぬまで続けてください．

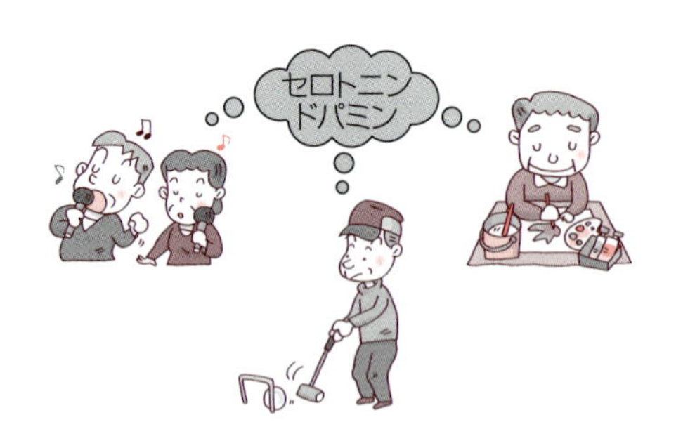

XI. 介護サービスの上手な利用法は？

優秀なケアマネが決まったら，福祉のことはその人に任せて定期的に打ち合わせをしていけばよいのですが，あまり受身ではいけません．介護サービスの内容を理解し，積極的に利用する姿勢も必要と思います．いざというときに備えて，有効な介護サービスの利用法を提案したいと思います．参考にしてください．

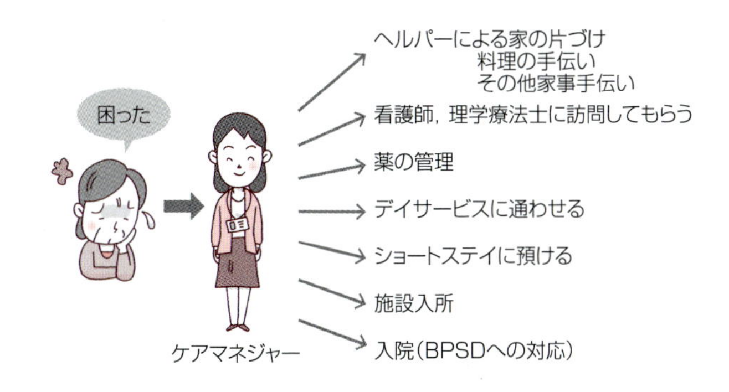

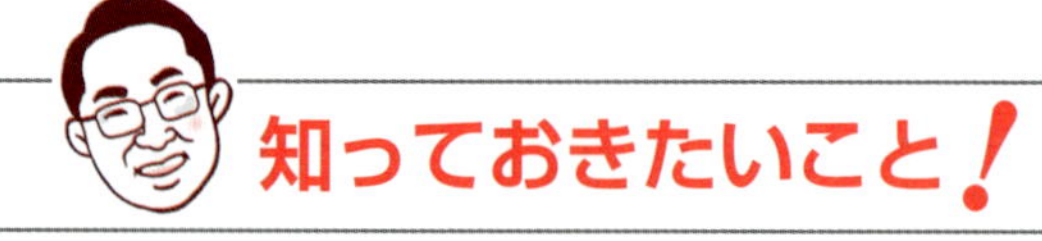

1．認知症進行予防に訓練型デイサービスを！

訓練型のデイサービスの例

＜スケジュール＞

8時半～	お迎え
9時～	健康チェック・準備体操
9時半～	筋力訓練
10時～	おやつ・頭の体操
10時半～	集団運動・レク
11時半～	整理体操
12時～	お送り

＜費用（1割負担の場合）＞
- 介護度によって変わる
- おおよそ1回あたり600～1,000円

訓練型デイサービスでは筋トレ，脳トレを行います．

認知症の患者さんは新しい事を始めるのを嫌がる場合が多くみられます．本来なら，患者さんを納得させてデイサービスに通ってもらうのが望ましいのですが，躊躇している間に認知症はどんどん進んでいきます．取りあえず数回お試しで通ってもらい，ダメなら違うデイサービスを探してみてください．

2．家族の負担を減らすため介護型デイサービスを！

介護型のデイサービスの例

＜スケジュール＞

9時～	お迎え
10時～	健康チェック・機能訓練
12時～	昼食
13時～	レクリエーション
14時～	入浴
15時～	おやつ
16時～	お送り

＜費用（1割負担の場合）＞
・おおよそ1回あたり1,000～1,500円

介護型デイサービスでは家族に代わり，昼間，患者さんを預かって介護します．患者さんが1日の規則正しいリズムに慣れるうえでも有用です．患者さんより介護者の健康の方がある意味では大切です．介護する家族が倒れたら，共倒れになります．患者さんが嫌がっても，無理やり行ってもらうスタンスも必要です．

3．ショートステイはありがたい避難所！

ショートステイの例

＜スケジュール＞

6：00	起床
6：30	健康チェック，洗面，着替え
8：00	朝食
8：30	歯磨き，服薬・点眼
9：00	健康体操リハビリ
11：30	手洗い・うがい・飲み込みのための訓練
12：00	昼食
12：30	歯磨き，服薬・点眼
13：30	入浴
15：00	おやつ
17：30	手洗い・うがい・飲み込みのための訓練
18：00	夕食
18：30	歯磨き，うがい，洗面，着替え
20：30	消灯前準備 眠前薬服用・その他

＜費用（1割負担の場合）＞
・要介護度によって変わる
・食費等も含めて，おおよそ1日あたり2,000～4,000円認知症の患者さんを，介護のため入院させることは原則的にできません．家族に病気などの介護困難な事情が発生した場合，取りあえず数日間ショートステイさせ，その間に家族間で調整してもらいます．病気でなくても，家族の心の健康のため，たまに預かってもらうのは必要なことです．

4．入所の意思があるなら，早いほうがよい！

入所施設の種類と諸費用（平均）

	介護付有料老人ホーム	サービス付き高齢者住宅	グループホーム	特別養護老人ホーム（個室型）
初期費用（入居一時金）	¥500,000～¥5,000,000	¥500,000～¥1,000,000	¥100,000～¥500,000	不要
居住費（家賃・共益費等）	¥170,000	¥110,000	¥111,000	¥60,000
食費	¥74,000	¥53,000	¥45,000	¥42,000
サービス費（介護保険自己負担額等）	¥23,000	¥23,000	¥28,000	¥28,000
日常生活費他（おむつ・洗濯・理容等）	¥10,000	¥10,000	¥10,000	¥10,000
月額	¥277,000	¥196,000	¥194,000	¥140,000

重い　費用負担　軽い

家族が頑張りすぎると共倒れの危険以外に，認知症の悪化につれて入所する施設も少なくなっていく恐れがあります．あまり躊躇してはいけません．

入所施設といってもいろいろあり，一長一短です．

・介護付有料老人ホームは，介護職員も含めサービスは充実しているが，その分費用がかかる．民間施設．
・サービス付き高齢者住宅は，介護付有料老人ホームに比べて質素（常駐スタッフも１人）である分，費用が安い．民間施設．
・グループホームは，認知症の患者さんが団体生活ができるよう介護職員が常駐して応援する公的施設．身体状態が悪化すると，退去しなくてはならない場合もある．
・特別養護老人ホームは，要介護Ⅲ以上（寝たきりに近い）の患者さんのみを収容する公的施設．

5．薬の管理も介護サービスが利用できる！

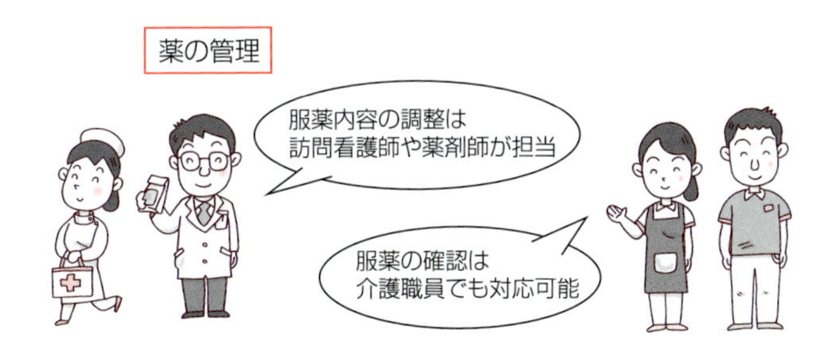

要介護Ⅰなら，ほぼ毎日介護サービスを使い薬の確認ができます．上手に管理すれば，数年ひとり暮らしを維持できます．要介護度が足りないなら，区分変更（介護保険の要介護度変更の手続き）をかけることも．ひとり暮らしの認知症患者が多くなってきているので薬の管理を介護サービスを使って行うことは有用です．

介護サービスの上手な利用法は？

これだけは覚えておいて!!

よりどりみどり

その1　デイサービスで鍛える，生活のリズムを整える!!

その2　ショートステイで家族はひと息つく!!

その3　入所しても，介護サービス（保険）を利用する!!

その4　ヘルパーなどの訪問を受けて家庭生活を助けてもらう!!

参考例 ⑰ デイサービスに通うようになりよみがえった一例

86歳，女性．ひとり暮らし．ひとり娘が京都に在住．

70歳時より高血圧のため定期通院．勝ち気で「ひとり暮らしは平気（気楽）」と常々語っていた．

84歳時，熱中症の症状で体力低下．情緒不安，易怒性が強くなっていく．その時点でアルツハイマー病Ⅱ期であることがわかる．それまで月1回の通院だったのが，毎週のように受診するようになる．料理も近くのコンビニで買って食べているだけと判明．娘が週に1度京都から泊まりにきて世話．「母は気位が高いので入所は難しい」と．ひとり暮らしはとても無理になってきたので，京都で一緒に暮らすよう連れて行くことに．しかし娘家族との同居になじめず，自宅へ帰ってしまう．「死にたい」と繰り返し訴える．そのころ，要介護2という結果が届く．

ケアマネジャー，娘と相談し毎日デイサービスに通い，夕食まで食べて帰宅するという方針に転換．みるみるうちに元気が回復．デイサービスで顔なじみも増えて，それまでの孤独から脱したよう．

Point

- 同等の認知症患者のなかにいれば落ち着くもの．
- 規則正しい食事も奏功．
- 入所を遅らせたいなら，デイサービスやヘルパー訪問の密度を濃くして，何とかしのぐことも可能．

参考例 ⑱ 毎日治療薬を飲むように工夫することで著明に改善した一例

81歳，女性．ひとり暮らし．

75歳時，もの忘れを友達から指摘されたが放置．78歳時，悪化のため初診．記憶力ばかりでなく，注意力，集中力の有意な低下が認められ，アルツハイマー病Ⅰ期と診断．治療薬を処方．

通院1か月を経過したところで，介護保険の主治医意見書申請．要介護1を取得．不安症状が強く，入所したいと訴える．受診日を間違えて，その都度薬の処方を希望する．通院3か月後，内服薬を飲んでいないことが発覚．

ケアマネジャーと連携し，毎日服薬していることを確認するような体制を取る．現在週2回リハビリに通院してきたとき，週3回デイサービス通所したとき，その他の日はヘルパーにより毎日服薬を確認．不安感がなくなり，入所したいといわなくなる．看護師や介護スタッフとの信頼関係が築かれ，定期通院，通所が問題なく続いている．

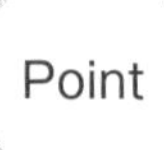

- 早期でもデイサービス（進行予防訓練），ヘルパー派遣（自宅での独居生活支援）など介護サービスが有用な場合がある．
- 介護サービスで，患者は毎日薬を飲んでいるかを確認することが有用．認知症の薬が効いていないのか，しっかり服薬していないのかで大きく方針が変わる．
- 核家族化，高齢化で家族の介護はあまり望めない．その代わりが介護保険制度．医療だけでは認知症はカバーできない．

Dr.の極端な意見！

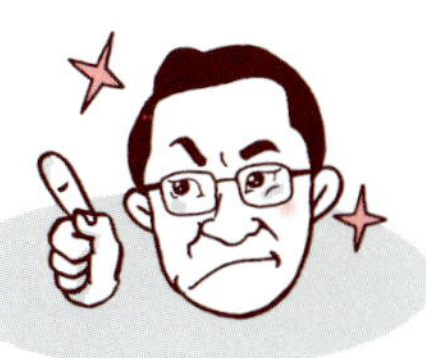

“認知症は現代社会における歪みの産物？”

認知症の人に限らず，健康な老人にとっても住みにくい世の中になってきました．インターネット，パソコン，携帯電話など社会で働いているわれわれでも十分に使いこなせないものがどんどん普及しています．高齢になると，若いときとは違い，新しいものに適応するのに多くの困難と時間を費やします．家族も知らず知らずに，高齢者を追い込んでいるという面もあります．時間に追われ合理性を重んじるあまり，それが困難になった高齢者は，“戦力外”として除外する傾向にあり，その延長線上に認知症が生じるのかもしれません．そもそも核家族化した社会が，このような歪みの元であるともいえます．

現代では，皆取り残されないよう，呆けないよう，必死に生きています．昔なら呆けて足手まといになった老人も，回りの人間の温かい眼差しの下に社会のアクセントとして，それほど邪魔にされず暮らしていけました．しかし現代では，呆けるということは，社会からの落伍を意味します．先に述べたような無駄のない合理的な生き方ができなくなった人たちは，“社会の一員”から外されてしまい，「認知症」という烙印を押されてしまうのです．便利さや速さを得た代わりに，人として大切なものを失ってしまったのではないでしょうか？

認知症はこのような現代社会における歪みの産物であるとしたら，これから先も認知症の患者さんが増えていく「認知症時代」ではどのようになってしまうのでしょう？　おそらくわが国は国家の体をなさないほど揺らいでいくことになるのではないでしょうか．来るべき時代に備えて，認知症の人たちを社会の戦力にする体制が築かれるべきだと強く思います．

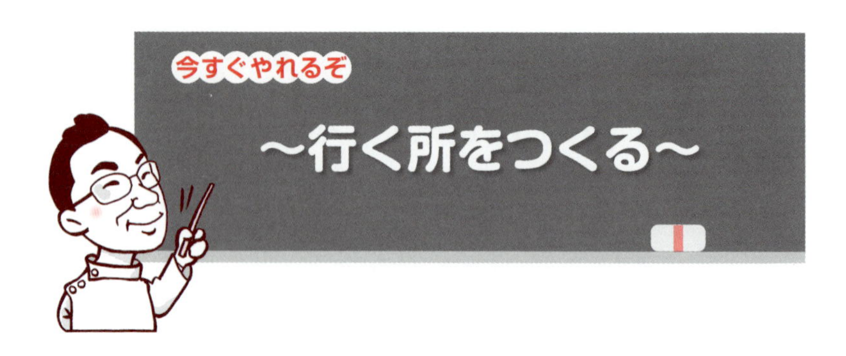

老人は概してヒマで，それが元で呆けやすいものです．家に引き籠ることが多いと足が弱るし，呆けてきても発見されるチャンスが減ります．病院でリハビリ，デイサービス，文化センター，喫茶店．どこでもよいので行く場所をもちましょう．

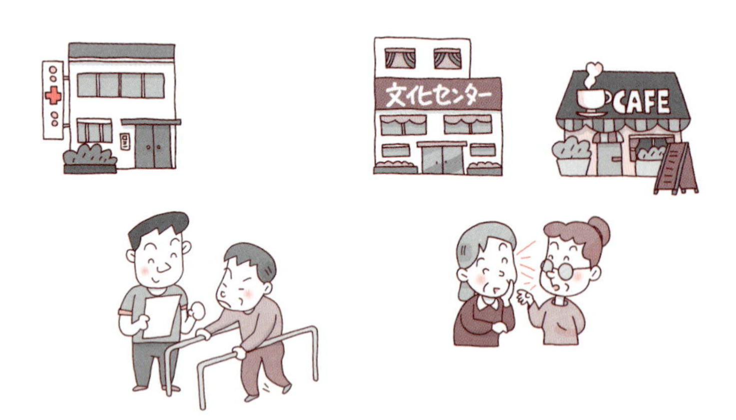

終わりに

だれでも認知症になり得る時代を迎えたわが国において，認知症と上手に付き合える社会をつくることは国家プロジェクトであるといえます．この書では，医者からの視点だけでなく，福祉・介護をはじめさまざまな角度から認知症を論じました．認知症を恐れず早く見つけること．どうせ認知症になるのなら好まれるのはどのような認知症か．治療や生活習慣，訓練についての心得．家族の心構え．そして認知症は医学より社会学を重視すべきことなど．認知症は奥が深いのです．

「老害」という言葉があります．老人が若者の歩みを止めて，生産活動の邪魔をする現象と老害を捉えることもできます．昔，希少価値だった老人の言動は若者の生きる手引きになっていました．しかし現代では，少しこの手引きが多すぎるのです．これからの老人はなるべく老害を減らす努力をすべきといわざるを得ません．

認知症の介護で若者（家族や介護スタッフ）が疲弊するのも老害といえなくもありません．下手をすると，認知症こそが老害の極みになってしまう可能性があるのです．多くの人々が「認知症になるくらいなら死んだほうがまし」と思うのは，周りに老害を及ぼしたくないからかもしれません．しかし呆けていて少し手はかかるけれども，周りから愛される認知症の患者さんを私はたくさん見てきています．むしろ彼らの存在が，若者に力を与えているという面もあります．認知症は老害ではなく老益にもなり得るのです．

「認知症時代」を迎えるに当たって，認知症の先輩である老人が，そのうち仲間入りしてくるだろう後輩である若者に勇気や希望を与えられるように暮らし，また社会もそれを支えるようになれば，認知症など少しも恐くなくなると思います．

2016年10月

渡辺　正樹

・著者紹介
渡辺　正樹（わたなべ　まさき）
渡辺クリニック・院長
内科認定医，神経内科認定医，
脳卒中学会評議員，動脈硬化学会評議員

・略歴
1958年　三重県四日市市に生まれる
1985年　名古屋大学医学部卒，名古屋第一赤十字病院にて研修
1994年　名古屋大学神経内科博士号取得
1995年　名古屋第一赤十字病院（1997年より副部長）
2000年　エスエル医療グループに参加

・主な著書
認知症を斬る（ワールドプランニング）
動脈硬化という敵に勝つ（ワールドプランニング）
もくもくワクワクで認知症を予防する（ワールドプランニング）
自律神経失調症を知ろう（南山堂）

「認知症時代」を生きる

2016年12月1日　第1版

定　価　本体1,500円＋税
著　者　渡辺　正樹
発行者　吉岡　正行
発行所　株式会社 ワールドプランニング
〒162-0825　東京都新宿区神楽坂4-1-1
Tel：03-5206-7431
Fax：03-5206-7757
E-mail：world@med.email.ne.jp
http://www.worldpl.com
振替口座　00150-7-535934
イラスト　寄國　聡
印　刷　有限会社ビッグバン

ISBN978-4-86351-124-8 C3036